Dr. med. Jürgen Freiherr von Rosen

Fahrplan Gesundheit

Die universellen Heilprinzipien der Natur

Dr. med. Jürgen Freiherr von Rosen

Fahrplan Gesundheit

Die universellen Heilprinzipien der Natur

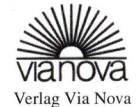

vianova
Verlag Via Nova

Der Inhalt in diesem Buch ist vom Autor sorgfältig erwogen und geprüft, dennoch kann eine Garantie nicht übernommen werden. Eine Haftung des Autors ist ausgeschlossen.

1. Auflage 2012

Verlag Via Nova, Alte Landstr. 12, 36100 Petersberg

Telefon: (06 61) 6 29 73

Fax: (06 61) 96 79 560

E-Mail: info@verlag-vianova.de

Internet: www.verlag-vianova.de / www.transpersonale.de

Umschlaggestaltung: Guter Punkt, München

Satz: Sebastian Carl, 83123 Amerang

Fotos: Fotolia, Schlosspark-Klinik Gersfeld, Matthias Hoch

Druck und Verarbeitung: Appel und Klinger, 96277 Schneckenlohe

ISBN 978-3-86616-216-7

INHALT

Vorwort · 7

Die geistige Einstellung · 15

Die Angst · 18

Die Lösung · 27

Die Vision der Gesundheit · 34

Das Gleichgewicht · 36

Gesundheit ist machbar · 39

Der Beweis · 42

Der erste Teil des Weges · 44

Der zweite Teil des Weges · 47

Der dritte Teil des Weges · 54

Der vierte Teil des Weges · 61

Der fünfte Teil des Weges · 65

Der sechste Teil des Weges · 71

Der siebte Teil des Weges · 75

Der letzte Teil des Weges · 82

Der Schlussakkord · 86

Einfache Hilfsmittel zur Behandlung leichter Krankheiten · 91

Der Autor · 105

Die Schlosspark-Klinik · 106

Gesellschaft zur Entwicklung und Förderung der Naturheilkunde e.V. · 107

Quellennachweis · 108

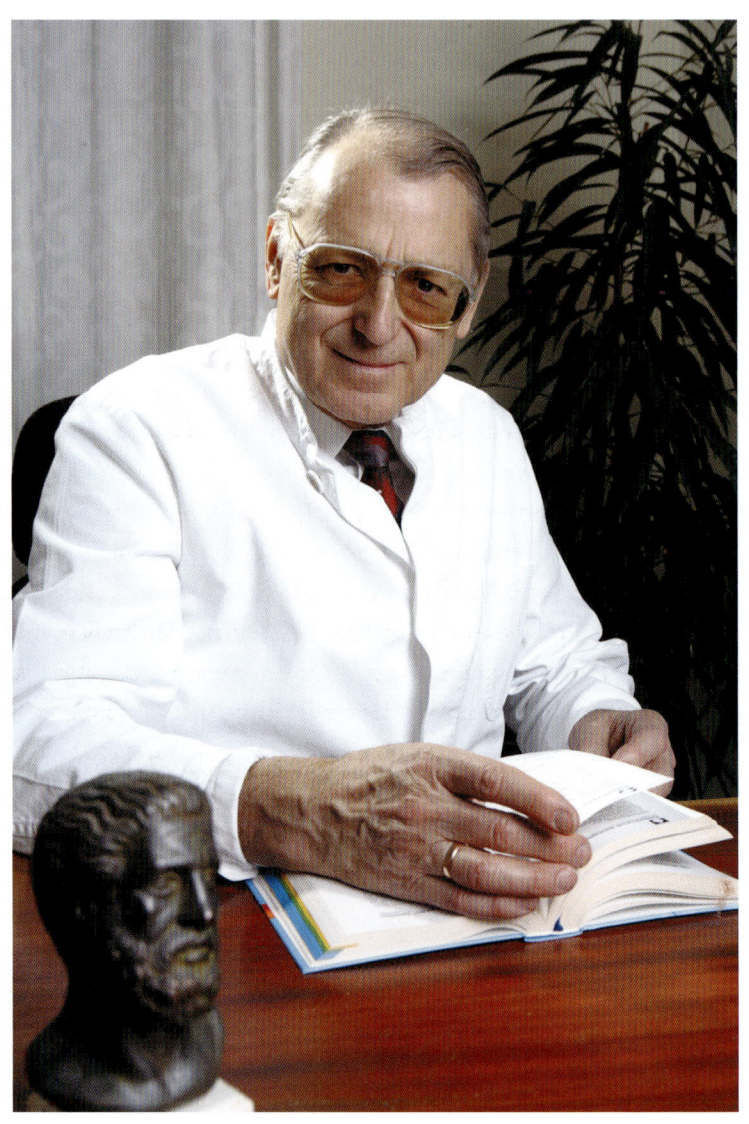

VORWORT

Auch wenn es immer schwer ist, ein neues Buch zu schreiben, so drängt es einen Autor doch manchmal, gerade dieses zu tun, wenn er nämlich den Eindruck hat, dass die Zeit dafür gekommen ist. So ist es auch mir ergangen. Ich habe geradezu einen inneren Zwang, den Menschen mitzuteilen, dass es möglich ist, gesund zu bleiben. Und dass es außerdem gar nicht so schwer ist, wenn man nur weiß, wo die Fehler liegen, die man abstellen muss. Denn wir werden im Allgemeinen mit einer hundertprozentigen Gesundheit geboren. Wir halten diese Gesundheit auch einige Jahre, wenn unsere Eltern uns gut pflegen und betreuen. Und wir verlieren ab unserer späten Kindheit Jahr um Jahr einen Teil dieser Gesundheit. Nach offizieller Ansicht müssen ca. 70 Prozent der Leistungsfähigkeit eines Organs verloren gegangen sein, bis uns ernsthaft auffällt, dass unsere Gesundheit nicht in Ordnung ist. Erst dann fangen wir an, darüber nachzudenken, dass irgendetwas falsch läuft und dass Behandlungen oder Korrekturen notwendig sind.

Ich wünsche Ihnen eine angenehme
und aufschlussreiche Lektüre!
Ihr Dr. med. Jürgen Freiherr von Rosen

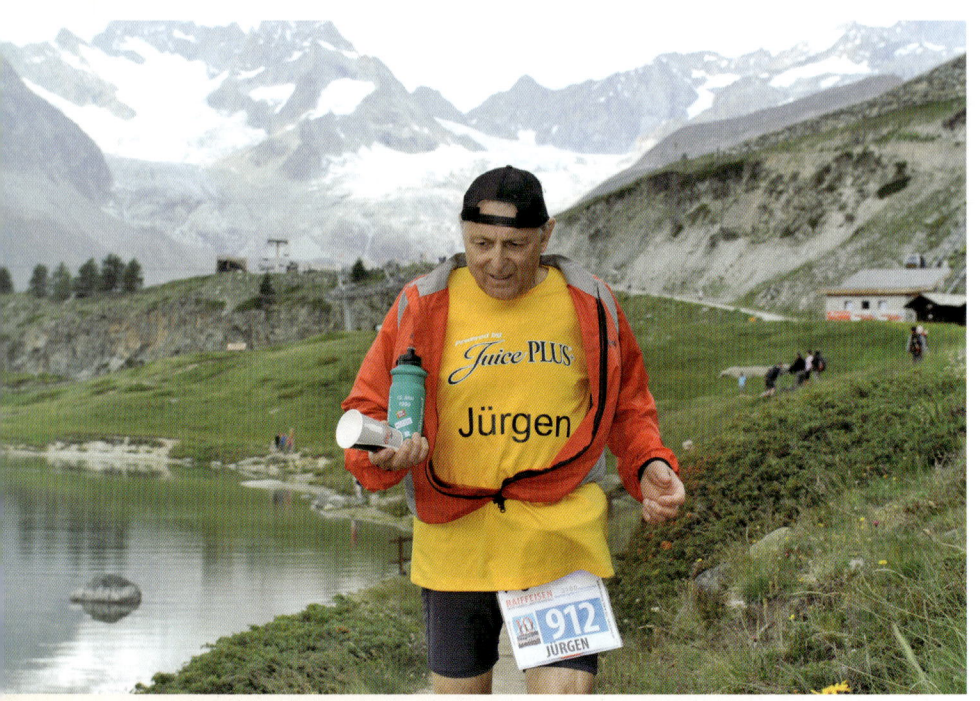

Abb. 1: Sport ist wichtig, um gesund zu bleiben – bis ins hohe Alter. Foto: Marathon Photos

Der Verlust unserer gesunden Organfunktion zwischen ein Prozent und 70 Prozent fällt uns gar nicht besonders auf. Für uns liegt er an folgenden Faktoren: Stress, berufliche Überforderung, Sorgen, Pech, Gene und Alter. Diese wenigen Begriffe reichen uns, um unsere derzeitige Gesundheitssituation für uns selbst vollständig zu erklären. Mehr brauchen wir gar nicht. Denn angeblich umreißen diese Begriffe die gravierenden Einflüsse in unserem Leben, die wir selten ändern können. Was können wir schon gegen Stress tun, gegen berufliche Überforderung, gegen Pech und gegen die ererbten Gene? Und älter werden wir auch ständig. Das ist mit dem Leben verbunden. Also haben wir viele Gründe, mit unserem bisherigen Leben einigermaßen zufrieden zu sein, und wenig Gründe, daran etwas Entscheidendes zu ändern. Wir können uns nämlich gar nicht vorstellen, dass man sein Leben lang gesund bleiben kann. Wir haben zwar alle schon von derartigen Menschen oder sogar ganzen Bevölkerungen gehört. Wir haben diese Berichte aber selten wirklich ernst genommen oder sogar für ein Vorbild gehalten, dem wir nacheifern sollten. Es erscheint uns zu unwahrscheinlich, dass es in der heutigen Zeit mit den gewaltigen äußeren Negativ-Einflüssen möglich sein sollte, ein Leben lang gesund zu bleiben.

Trotzdem gibt es genügend Gegenbeweise aus der Literatur und auch aus der Gegenwart über viele Menschen, die in Gesundheit 90, 100 oder auch über 100 Jahre alt geworden sind.

Beispiele:

1) Die Hunza, ein Bergvolk im Himalaja, in der Gegend des Nanga Parbat in Nordpakistan: Dieses Volk wurde gerühmt als „das Volk, das keine Krankheit kennt". Darüber sind schon viele Bücher und Berichte geschrieben worden. Anscheinend waren bei den Hunza früher Krankheiten nahezu unbekannt. Jetzt können sie vermutlich auch Cola und Fastfood kaufen und brauchen nicht mehr von ihren kärglichen Ernten zu leben wie bis ca. 1980. Denn damals wurde für das Militär eine

Straße bis an die Grenze zu China gebaut, und damit kamen auch viele „westliche Errungenschaften" in diese abgelegene Gegend. Seitdem dürfte die Krankheitsanfälligkeit zugenommen haben (Literatur 1, 2, 3).

2) Das Dorf Vilcabamba in Ecuador ist berühmt für seine vielen gesunden Alten. Die meisten sind über 90 Jahre, viele über 100 Jahre, und alle sind nach den Angaben der Zeitungen sehr fleißig in der Landwirtschaft tätig. Anscheinend hält körperliche Arbeit gesund (Lit. 4, 5).

3) Auch aus dem Kaukasus werden ähnliche Verhältnisse berichtet. Die Menschen leben von Kefir, Gerstenfladen, Gemüse und Wasser, trinken außer „Kwass" keinen Alkohol und rauchen auch nicht. Viele Wissenschaftler, besonders russische, haben sich bemüht, das Geheimnis dieser Gesundheit bis ins höchste Alter zu ergründen (Lit. 6, 7).

4) Von dem Stamm der Schwarzfuß-Indianer, die am Rande der Rocky Mountains an der Grenze zwischen USA und Kanada lebten, wird berichtet, dass sie üblicherweise mit 100 Jahren ihr volles Haar, ihre Zähne, Gehör und scharfes Sehen hatten. Erst mit der Übernahme der westlichen Ernährungsgewohnheiten wurde die allgemeine Gesundheit rapide schlechter. Vorher lebten diese Indianer fast nur vom Büffel, von dem sie aber nicht nur das Muskelfleisch, sondern auch alle anderen Organe für ihre Nahrung benutzten (Lit. 8).

5) Mein eigener Vater wurde 99 Jahre alt. Bis zu seinem 97. Geburtstag war er weitgehend gesund. Dann erlitt er einen Schlaganfall, von dem er sich nicht mehr erholte. Leider hat er sich in den letzten fünf Lebensjahren nur schulmedizinisch behandeln lassen. Mein Vater pflegte jeden Vormittag im Garten zu arbeiten, wenn das Wetter einigermaßen zuträglich war.

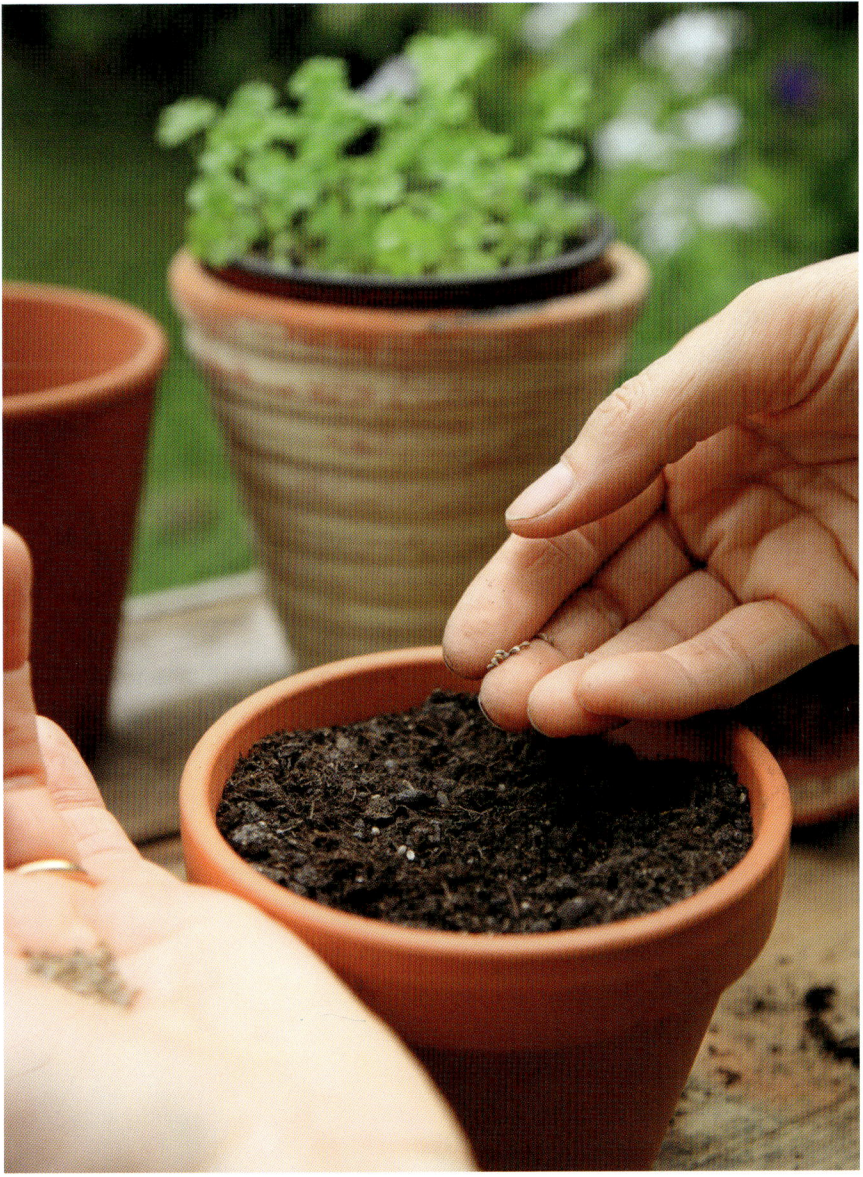

Abb. 2: Gartenarbeit schafft Abwechslung und man erwirtschaftet Obst und Gemüse in bester Bioqualität. Foto: fotolia kaspar-art

Er lebte von ausgereifter, optimaler Biokost, nahm durch Sonnen-schein sehr viel Vitamin D auf und kaufte nur Brot, Butter, etwas Käse, Wurst und Fleisch ein, wobei er natürlich auch auf hohe Qualität achtete. Nach einem ausgiebigen Mittagsschlaf arbeitete mein Vater am Schreibtisch, schrieb Artikel, Bücher und beschäftigte sich intensiv mit Familiengeschichte.

Er war somit körperlich und geistig immer kreativ und hatte viel Freude an dem, was er geschaffen hatte, sowohl mit seiner Handarbeit an Obst und Gemüse als auch an seinen vielfältigen geistigen Arbeiten. Der Benediktinerorden benutzt die Ordensregel „ora et labora", bete und arbeite. In etwa hat mein Vater diese Ordensregel auf seine Art umgesetzt.

6) Eine Bäuerin in Gersfeld, meinem Wohnort seit nunmehr über 40 Jahren, wurde 100 Jahre alt. Sie lebte allein auf ihrem Hof, hielt sich sieben Kühe und die gleiche Menge Jungvieh sowie einige Hühner. Sie backte zusammen mit ihrer Tochter, die in einem Nachbardorf wohnte, ihr eigenes Brot und baute eigene Kartoffeln, Gemüse und einiges Obst an. Sie war fast völlig autark.

D.h., sie brauchte fast nichts an Lebensmitteln einzukaufen. Ich betreute diese Bäuerin 30 Jahre lang und hörte in dieser Zeit von ihr kein einziges negatives Wort, weder über das Wetter noch über die Preise, die Politiker oder die Nachbarn. Gründe für Klagen gibt es genug. Aber diese Frau brauchte sie nicht. Sie war mit ihrem Leben zufrieden, obwohl sie jeden Morgen, 365 Tage im Jahr, um fünf Uhr aufstehen und die Kühe melken musste. Denn um sechs Uhr kam der Milchwagen und holte pünktlich die Milch ab.

Einige Wochen nach ihrem 100. Geburtstag machte ich wieder einen Hausbesuch auf ihrem Hof. Ich fand sie weder im Haus noch im Kuhstall, im Garten oder in der Scheune. Plötzlich traf ich ihre Tochter, die gerade zu Besuch da war, und fragte sie nach ihrer Mutter. Da meinte sie: „Wenn die Oma nicht im Haus ist oder auf dem Hof, dann ist sie bestimmt beim Heumachen." Und so war es auch. Auf einer Wiese in der Nähe des Hofes war die alte Frau mit Heumachen beschäftigt. Das war für sie ganz selbstverständlich. Man arbeitet, solange man kann.

7) Der japanische Arzt Dr. Nobuo Shioya wurde 108 Jahre alt. Mit 105 Jahren war er noch gesund. Mit 99 Jahren gewann er noch ein Golf-turnier, sicherlich als ältester Teilnehmer. Er schrieb das Buch „Der Jungbrunnen des Dr. Shioya", Koha Verlag. In diesem Buch schildert er, wie er sich selbst in schwierigen Situationen geholfen hat, warum er gesund geblieben ist und wie man es am besten anfängt, auf Dauer seine eigene Gesundheit zu erhalten (Lit. 9).

Ich könnte jetzt viele weitere Beispiele anführen. Diese sollen aber genügen, um zu zeigen, dass es anscheinend doch möglich ist, gesund zu bleiben und dabei alt zu werden. Es kommt darauf an, die verschiedenen Geheimnisse zu ergründen, die für die unterschiedlichen Lebensverhältnisse der oben genannten Personen oder auch Volksstämme maßgeblich sind. Daraus wollen wir versuchen, das gemeinsame Elixier zu ermitteln, das vermutlich bei den meisten dieser Menschen vorhanden war, ohne dass sie selbst das vielleicht gewusst haben.

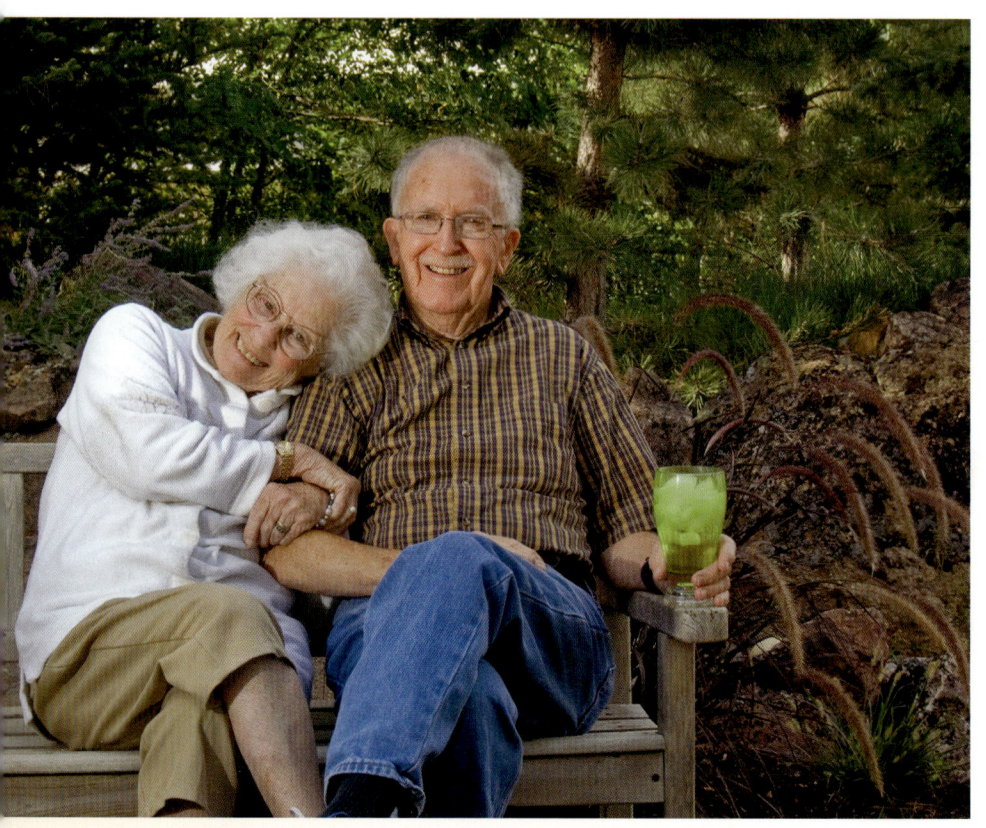

Abb. 3: Glücklich und gesund bis ins hohe Alter… Das ist gar nicht so schwer, wenn man die Gesundheitsgesetze einhält. Foto: fotolia Robert Crum

DIE GEISTIGE EINSTELLUNG

Das Wichtigste soll zuerst genannt werden. Wenn ich an mein Leben herangehe mit der Erwartung: „Na ich will mal sehen, was es so alles für mich gibt", dann habe ich schon eine falsche Richtung eingeschlagen. Denn das Leben gibt uns nicht irgendetwas, sondern unser Leben ist voller Chancen. Wir müssen sie nur sehen, ergreifen und das Beste aus ihnen machen. Dann haben wir die richtige Einstellung.

Leider werden wir als Kinder schon oft gebremst: durch die Eltern, durch die Schule, durch die Umgebung. „Das ist zu schwer für dich." „Das schaffst du nicht." „Lass die Finger von so etwas". Diese Sätze werden im Kindesalter häufig gebraucht, wenn wir noch begeistert sind, täglich Neues entdecken wollen und unglaublich aufnahmefähig sind.

Wir Eltern wollen für unsere Kinder immer nur das Beste, wir glauben, dass wir sie auf diese Weise schützen und auf das Leben vorbereiten. Aber wir hemmen mit der Zeit auch ihre Neugierde, ihren Bewegungsdrang, ihren Entdeckergeist. Wir Eltern meinen es gut mit unseren Kindern. Aber wir bremsen mit unserer Besorgnis auch ihre Entwicklung. Natürlich müssen wir unsere Kinder vor Gefahren schützen. Wir dürfen nicht zulassen, dass sie leichtsinnig werden oder sich selbst schädigen durch Übermut oder Unvorsichtigkeit.

Aber unser größtes Problem als Eltern ist unsere Angst: Angst, dass wir etwas übersehen; dass wir etwas nicht richtig machen; dass wir nicht genügend aufpassen; Ratschläge anderer Menschen nicht ernst genug nehmen, usw. usw. Unsere Angst macht uns zu schaffen. Und mit unserer Angst hemmen wir unsere Kinder. Die Erziehung ist in der heutigen Zeit einerseits sehr einfach. Wir haben meist genug Geld, genug zu essen, genug Wohnraum, ärztliche Versorgung, Kinderkrippen, Kindergärten, Schulen, Ausbildungsmöglichkeiten usw. Wir haben andererseits aber die Traditionen verloren, die Ordnung in der Familie, die Ruhe in der Erziehung, die Gelassenheit.

Heute herrscht die Hektik vor. Wir dürfen nichts verpassen. Unsere Kinder müssen ganz viel lernen, besonders die Arbeit mit neuen Techniken wie Computer, Handy, Laptop, Facebook usw. Man fordert in den Schulen schon Wirtschaftsunterricht, damit Kinder wissen, wie der Aktienmarkt funktioniert. Als ob der Aktienmarkt wichtig ist für das Glück und die Lebensfreude des Menschen. Kinder wollen **begreifen**. Das ist am Anfang das Wichtigste in ihrem Leben. Begreifen bedeutet aber **„mit den Händen greifen"**. Deswegen brauchen sie Möglichkeiten, ihre Hände richtig einzusetzen. Früher waren

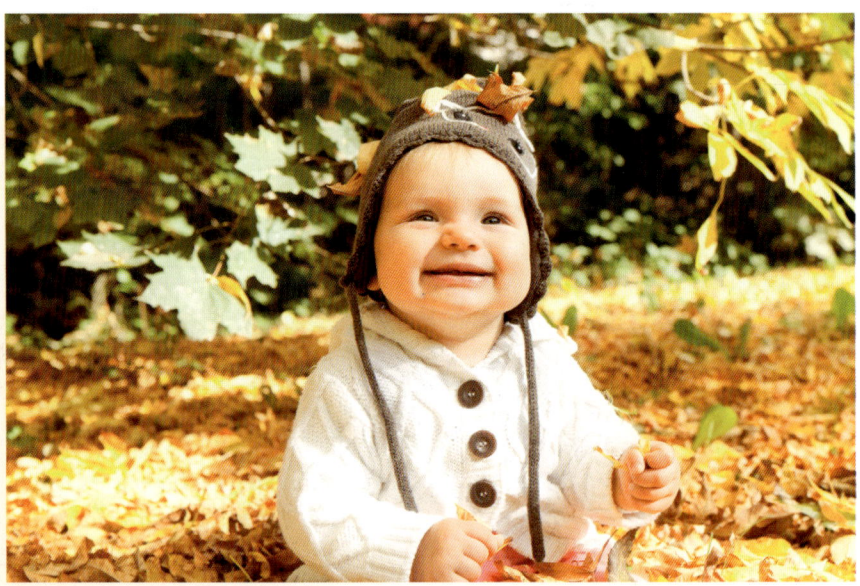

Abb. 4: Kinder sind mit wenigen Dingen zu begeistern, z. B. mit Blättern, Steinen oder Ästen.
Foto: fotolia detailblick

das Puppen, die man anziehen, oder Bauklötze, mit denen gebaut werden konnte. Später kamen Puppenhäuser oder Märklinbaukästen dazu. Heute gibt es Legobausteine oder andere manuelle Spielsysteme.

Wenn ein Kind aber mit einem „Gameboy" aufwächst, dann begibt es sich in eine „virtuelle Welt", in der es seine Fantasie nicht mehr einsetzen und ausleben kann. Mit Büchern kann man noch träumen, mit einem Gameboy nicht mehr. Beim Lesen kann man noch Fantasien entwickeln. Aber mit einem Handy verschickt man SMS auf möglichst rationelle und gekürzte Weise.

Die moderne Technik erweitert unser Wissen in einer unglaublichen Geschwindigkeit und Größenordnung. Aber sie engt unseren geistigen Entwicklungshorizont ein, weil wir einen Teil unserer Kreativität einbüßen. Wir arbeiten viel, oft sogar sehr viel, und haben keine Zeit mehr für Inspiration (spirit = Geist). Unser Wissen, unser Verstand werden extrem gefördert, aber ein Teil unseres Geistes leidet, weil er in unserer technisierten Welt nicht mehr ausreichend gebraucht wird. Dieser Bereich ist die Intuition, die Empfindung für das, was gut, und das, was schlecht für uns ist. Die Intuition ist ein wesentlicher Teil unseres Wesens, der mit der zunehmenden Technisierung verkümmert, auf den wir aber für unsere innere Freiheit dringend angewiesen sind.

So verlieren wir in der heutigen Zeit einen Teil unserer Unbekümmertheit, unserer Leichtigkeit, unserer Freude an den vielen kleinen erstaunlichen Dingen des Lebens, weil wir uns viel zu sehr mit den Problemen beschäftigen, die durch unser übermäßiges Wissen entstanden sind. Wir beschäftigen uns viel zu viel mit Politik, mit den steigenden Preisen, dem Klimawandel, den vielen Katastrophen überall auf der Welt und den vielen Verbrechen, die ständig passieren und die von den Medien ausführlich dargestellt werden. Es ist eine gefährliche Angst, die dadurch ständig erzeugt wird. Wir werden auf subtile Weise geistig manipuliert und merken oft nichts davon.

DIE ANGST

Hiermit haben wir das wohl wichtigste Problem unserer Zeit angesprochen. Müssen wir denn überhaupt Angst haben? Und wenn ja, warum? Angst ist unberechenbar. Sie tritt oft auf, ohne dass wir vorher etwas davon ahnen. Deswegen können wir sie auch nicht einplanen. Angst kann ganz plötzlich entstehen. Wir sprechen ja auch von „panischer Angst". Angst kann sehr wertvoll sein, weil sie uns eventuell hindert, Dinge zu tun, deren Endergebnis wir nicht überschauen, z. B. bei einem hohen erkennbaren Risiko. Als Prüfungsangst, Lampenfieber oder Herz-Beklemmung ist sie aber eher hinderlich. Manchmal verlieren wir dadurch unseren Mut. Das ist dann eine schlechte Entwicklung. Denn Mut und Angst sind Gegensätze, die sich ausschließen. Wenn ich mutig bin, dann habe ich vielleicht ein sonderbares Gefühl im Bauch und bin dadurch vorsichtiger und aufmerksamer. Wenn ich aber Angst habe, dann traue ich mich vielleicht gar nicht mehr, etwas anzufangen, obwohl es möglicherweise ganz einfach durchzuführen ist. Die Angst hat viele Gesichter. Als Kleinkinder entwickeln wir nur Angst, wenn wir lange allein gelassen werden, wenn wir uns ungeschützt fühlen.

Später kommt dann die Angst vor Strafen, die Angst vor Versagen, vor Ablehnung, vor Zurückweisung, vor einer ungeklärten Zukunft. Es gibt sehr viele Gründe, weswegen eine Angst entstehen kann.

Angst
hemmt mich.
Angst lähmt
mich.

Alle Ängste, egal welcher Ursache, führen zu einer Verhaltensänderung. Wir verlieren einen Teil unserer echten Persönlichkeit, wir verlieren einen Teil unserer inneren Freiheit. Oft können wir einen derartigen Zustand nicht erklären. Wir merken nur, dass uns eine gewisse Leichtigkeit im Leben fehlt, dass wir unfreiwilligen Zwängen unterliegen. Das kann ein Zwang zum Essen sein, ein Zwang, sich zu ärgern, ein Zwang zur Zerstörung. Selten entsteht dadurch etwas Positives, sondern fast nur Negatives. Wir unterliegen dem Zwang, wir sind Verlierer. Da wir die Ursache dieser Entwicklung aber selten bei uns selbst suchen, sondern meist bei irgendwelchen äußeren Umständen oder anderen Menschen, können wir uns im Allgemeinen auch nicht von derartigen Ängsten befreien. Somit sind wir abhängig von unserem inneren Zustand, der uns immer wieder zu schaffen machen wird. Bei Ängsten und Zwängen sind wir Opfer und wir fühlen uns als Opfer. Wir sehen meist auch keine Möglichkeit, aus dieser Rolle herauszukommen. Deswegen richten wir uns, so gut es geht, darin ein. Wir fühlen uns zwar nicht richtig wohl dabei. Wir würden eine positive Änderung schon begrüßen. Wir sehen aber keinen Grund, damit bei uns selbst anzufangen.

Wir fühlen uns durch Ängste gefangen, verzichten aber darauf, aus eigener Kraft aus unserem „Gefängnis" auszubrechen.

Hier liegt der Schlüssel für eine unglaublich große Zahl von Folgeerscheinungen, die wir als Zufälle bezeichnen, die aber letztlich aus unserer Rolle als „Gefängnisinsassen unserer Ängste" herrühren. Wir denken, wir können gar nicht anders sein, auch wenn wir uns in unserer gegenwärtigen Rolle oft gar nicht wohlfühlen. Wir spielen eine Person, die wir oft gar nicht sein wollen. Gelegentlich entwickeln wir sogar einen Hass gegen uns selbst und schädigen uns absichtlich, ohne dass wir uns bremsen können.

Aus der Medizin sind vielfältige, z.T. extreme, Beispiele bekannt:

⇒ die Bulimie, besonders bei jungen Mädchen, das häufige Essen und anschließende Erbrechen,

⇒ die Magersucht, bei der aus lauter Angst vor angeblichem Überge-wicht viel zu wenig gegessen wird, eine ähnliche Erkrankung wie die Bulimie,

⇒ der Waschzwang, bei dem man glaubt, nie sauber genug zu sein,

⇒ der Zwang, möglichst schnell zu fahren, zu rasen, besonders oft bei jungen Männern, die dadurch Auto- und Motorradunfälle verursachen,

⇒ der Arbeitszwang, auch „Workaholism" genannt,

⇒ der Alkoholismus, die Nikotinsucht, die Fresssucht, die Drogensucht, die Spielsucht usw. usw.,

⇒ die Eifersucht, bei der die Angst vor einem missbrauchten Vertrauen besteht,

⇒ der Fernsehzwang, die Ablenkungssucht, die Sucht nach Anerken-nung und viele, viele andere.

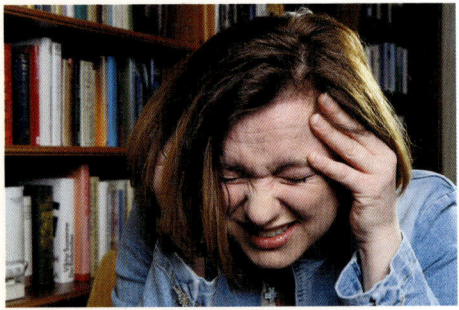

Abb. 5: Auch der Zwang nach Arbeit kann krank ma-chen. Foto: Schlosspark-Klinik/Matthias Hoch

Es gibt sehr viele Süchte, sehr viele Zwänge, die alle durch Ängste entstehen und unterhalten werden. Fast jeder Mensch hat derartige Ängste, nur ihre Zahl ist unterschiedlich. Bei manchen Menschen sind sie wenig ausgeprägt und fallen kaum auf. Bei anderen verändern sie das ganze Wesen so stark, dass die armen Menschen Probleme mit ihrer Umwelt, mit der Gesellschaft haben. Manche werden dadurch sogar auf Dauer arbeitsunfähig und chronisch krank.

So stellt die Angst in unserer Gesellschaft ein riesengroßes Problem dar, das auf alle Lebensbereiche Einfluss hat. Viele können nicht mehr aufrecht gehen, weil sie bedrückt sind und ihrem Schicksal nicht „in die Augen blicken" wollen. Das führt u. a. zu Rückenschmerzen. Die Ursache aber liegt in der Seele.

Wir haben vor allem Angst, etwas zu verlieren. Je mehr wir besitzen, desto mehr können wir verlieren, desto größer werden dann oft unsere Ängste. Und die größte unserer Ängste ist die Angst vor dem Tode, davor, dass wir wie ein Stäubchen im Sand vergehen, ohne dass es den anderen besonders auffällt. Dass wir von dieser schönen Erde verschwinden, ohne dass wir eine Spur hinterlassen. Dabei ist das Sterben ein ganz natürlicher Vorgang. Alles entsteht, alles vergeht. Aber nichts vergeht vollständig, alles ändert nur seine Form.

So sind wir aus der Ewigkeit gekommen und so lösen wir uns in die Ewigkeit wieder auf. Die moderne Physik lehrt uns, dass Materie aus verdichteter Energie entsteht. Beim Tod bleibt die Energie bestehen, auch wenn sich die Materie aufgelöst hat. Das ist ein ewiger Kreislauf. Ob wir als energetisches Individuum bestehen bleiben, auch wenn sich der Körper durch Verwesung aufgelöst hat, ist eine bisher nicht gelöste Frage. Die Reinkarnationstheorie bezieht sich zwar auf ein angebliches Gesetz dieses „Überlebens als Energie-Persönlichkeit". Dies ist aber meines Wissens bisher nur eine unbewiesene Hoffnung, weil die Menschen gern in irgendeiner Form weiterleben möchten. Tiere und Pflanzen haben solche Gedanken vermutlich nicht.

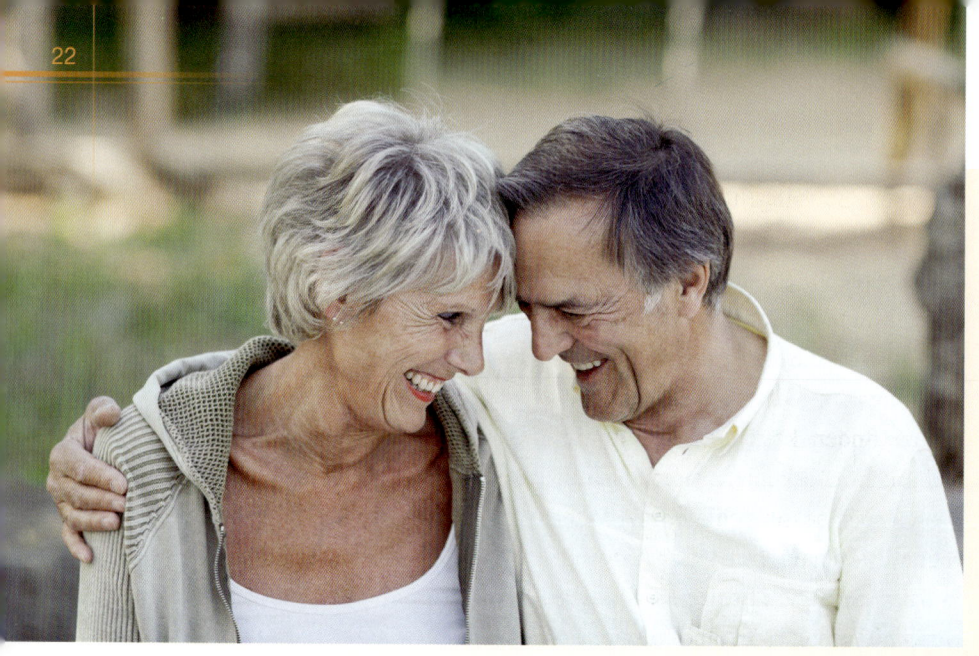

Abb. 6: Lachen ist gesund – um wieder kindliche Freude zu empfinden, muss man u. a. Hemmungen und Ängste abbauen. Foto: fotolia contrastwerkstatt

Durch unsere Ängste verlieren wir die Leichtigkeit, die unbeschwerte Freude, die Begeisterungsfähigkeit. Als Kinder haben wir alle diese wunderbaren Eigenschaften. Aber nach den ersten Lebensjahren gehen sie allmählich verloren. Und das ist ein großer Verlust, denn er ist fast unwiederbringlich. Selten können wir uns als Erwachsene so ungekünstelt verhalten wie die Kinder. Wir sind gehemmt, verändert; wir glauben, das Leben mit seinen vielen Problemen und Schwierigkeiten habe uns so geformt. Dabei liegt es an uns selbst, ob wir unser Leben genießen oder ob wir aufgrund der vielfältigen Belastungen lieber seufzen und stöhnen.

Die Leichtigkeit des Lebens ist uns im Allgemeinen verlorengegangen und wir glauben, dass wir sie nicht zurückerhalten können. Wir glauben, dass ein Lebensgesetz uns in der Hand hält, dem wir ausgeliefert sind und gegen das wir uns kaum wehren können.

Aber hier liegt ein Trugschluss vor. Wir sind in der Lage, Freude zu empfinden wie die Kinder. Wir sind in der Lage, zu singen, zu lachen, zu tanzen, zu springen, zu hopsen wie die Kinder. Wir müssen nur unsere Hemmungen fallen lassen, d.h., wir müssen unsere Ängste abbauen. Wenn wir wieder kindliche Freude empfinden können, dann kommt auch das Glücksgefühl wieder, dann können wir besser schlafen, wir sind wieder zufrieden, heiter und gelassen. Es liegt an uns selbst, ob wir diesen „paradiesischen" Zustand wieder erreichen werden. Bisher klappt es nur selten.

Die Menschen aber, die langlebig und gesund sind, haben im Allgemeinen einen derartigen Zustand erreicht. Sie sind fröhlich, lächeln viel, ärgern sich selten oder nie, haben nur wenige Wünsche, sind meist zufrieden mit ihrem Erdenleben und haben eine große, positive Ausstrahlung auf ihre Mitmenschen. Sie hinterlassen eine Spur im Weltgeschehen, auch wenn diese nicht schriftlich oder durch große Taten belegt ist. Sie bleiben eine Zeitlang in Erinnerung. Aber auch diese verglüht nach wenigen Jahren, Jahrzehnten oder Jahrhunderten.

Spielt die Zeit eine Rolle? Wir wissen durch die Relativitätstheorie nach Einstein und die moderne Quantenphysik, dass die Zeit nur hier bei uns eine Rolle spielt.

Im Weltall nicht, bei den Tieren nicht und interessanterweise bei den australischen Ureinwohnern auch nicht. Sie hatten keine Wörter für gestern, heute und morgen.

Wir nehmen uns selbst zu wichtig, denken zu viel über uns nach und verpassen dadurch die Zeit zur Freude, zur Fröhlichkeit, zur Ausgelassenheit. Wir verschwenden unsere Lebenszeit mit dem Versuch zur Lösung unserer Probleme und vergessen dabei, dass jeder Tag auch ein Tag des Genießens sein soll, selbst wenn wir arbeiten müssen (oder dürfen). Wir können unsere Unbekümmertheit zurückgewinnen. Aber wir müssen bei uns selbst anfangen. Sie wird uns nicht geschenkt, nur weil wir sie uns wünschen. Aber wir können sie uns wieder erwerben. Wir müssen dafür allerdings bei uns selbst einiges verändern.

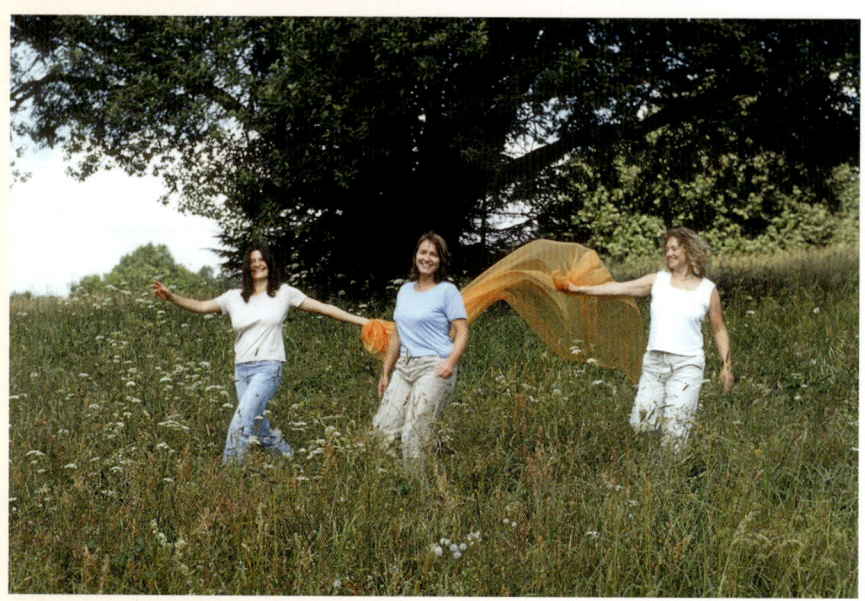

Abb. 7: Fröhlich und beschwingt durchs Leben gehen ist gar nicht so schwer. Foto: Katja Zinn

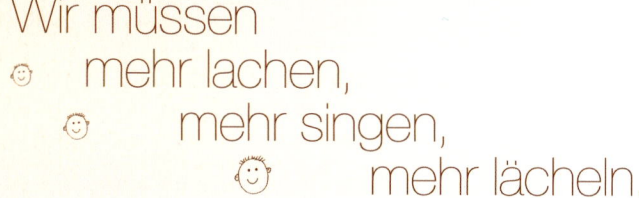

Wir müssen
    mehr lachen,
        mehr singen,
            mehr lächeln.

Sie kennen sicherlich den Satz: Verschenke, sooft es geht, ein Lächeln. Es kostet dich nichts und oft erhältst du eines zurück. Es bereitet Freude ohne Mühe und Arbeit.

⇒ innere Ruhe suchen und finden,

⇒ immer wieder dankbar sein. Es gibt so vieles, wofür wir dankbar sein können.

⇒ unsere Ängste und Hemmungen begrüßen und sie zur Seite legen, sie nicht weiter beachten. Denn sie bringen uns um unsere innere Ausgeglichenheit. Sie nehmen uns einen Teil unserer Lebensfreude.

Über diese Zusammenhänge gibt es eine Unmenge an Literatur, gerade weil so viele Menschen an Ängsten leiden und sie nicht ablegen können. Es gibt ganz viele Wege zur Beseitigung dieser Ängste. Man muss sich aber selbst einen Weg suchen und diesen auch konsequent gehen. Vielleicht braucht man einen Helfer. Das kann ein Psychologe sein, ein Yogalehrer oder ein freundlicher Nachbar. Aber es gibt immer eine Lösung, wenn es nicht eine ganz schwere seelische Erkrankung ist, die in eine fachpsychiatrische Behandlung gehört.

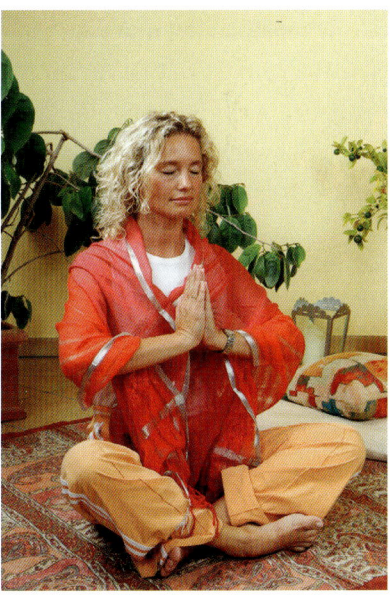

Abb. 8: Yoga ist eine wunderbare Methode, sein inneres Gleichgewicht zu finden.
Foto: Katja Zinn

Nur glauben viele Menschen nicht, dass sie die Lösung ihrer Probleme in sich selbst finden müssen. Sie glauben, dass ihre Probleme von außen kommen, durch die Umstände, in denen sie leben müssen. Sie unterschätzen ihre eigenen Kräfte und sie scheuen die Mühen, die zum Abbau der inneren Hemmungen nötig sind. Ihre Bequemlichkeit ist oft zu groß. Sie haben nicht den Mut, an ihre eigenen Schwächen heranzugehen und diese abzubauen. Sie suchen lieber nach einer Lösung, durch die sie Hilfe von anderen Menschen bekommen.

Aber das ist der falsche Weg. Denn er führt in die Abhängigkeit. Nur wer innerlich frei ist, kann gesund werden und bleiben. Alle anderen tragen den Krankheitskeim in sich, der früher oder später ausbricht. Wir brauchen freie Menschen, frei von inneren Zwängen und Ängsten. Nur so kann Gesundheit entstehen.

DIE LÖSUNG

Das Wichtigste bei einer Lösung unserer Probleme ist die innere Einstellung. Wir müssen uns immer wieder bewusst werden, dass wir unglaubliche geistige und seelische Kräfte haben, die nur blockiert sind durch unser beengtes Denken. Wenn wir uns diese Tatsache immer wieder in unser Bewusstsein rufen, dann haben wir schon einen erheblichen Teil unserer Gesundheitsprobleme gelöst. Denn das Schwierigste ist die Überwindung der **inneren Barriere**. Wir hemmen uns immer selbst, weil wir nicht richtig an uns glauben können. Wir halten an früheren Denkmustern fest, weil wir die Kräfte, die unentdeckt in uns schlummern, nicht akzeptieren wollen. So behalten wir lieber unsere innere Blockade und die alten Gewohnheiten.

Bereits in der Bibel steht, dass „der Glaube Berge versetzt". Wir können uns Derartiges nicht vorstellen. Aber in vielen Büchern kann man über die Kunst, Regen zu erzeugen, etwas lesen (Lit. 10). In Australien und in Afrika war die Telepathie eine von vielen Menschen gebrauchte Methode (Lit. 11, 12). Die Menschen waren fähig, über Telepathie miteinander in Verbindung zu treten.

Die amerikanische Ärztin M. Morgan schildert in ihrem Buch „Der Traumfänger" (Lit. 13), dass sie nach einer Transkontinentalwanderung mit Aborigines durch Australien ebenfalls telepathisch mit anderen Menschen kommunizieren konnte.

Es ist ein Lernprozess, dass wir sog. feinstoffliche Schwingungen wieder spüren können. Säuglinge und Kleinkinder brauchen diese Empfindsamkeit nicht zu lernen. Sie ist bei ihnen vorhanden. Im Laufe des Lebens wird sie ihnen abgewöhnt, sodass fast alle Menschen auf diesem Gebiet abgestumpft werden. Einige fangen später wieder an, sich im Erspüren der Feinstofflichkeit zu üben. Es ist mühsam, aber mit zunehmender Zeit geht es meist immer besser. Man kann diese Empfindsamkeit aber auch wieder verlieren, wenn man nicht achtsam genug bleibt.

In unserem Wassermannzeitalter wird davon ausgegangen, dass immer mehr Menschen wieder feinfühlig werden und eine erhöhte Sensibilität auf feinstoffliche Schwingungen erwerben (Lit. 14). Das ist ein großer Fortschritt, der uns hoffentlich in eine bessere Zukunft ohne Kriege, Existenzängste und Verdrängungswettbewerbe führen wird. Denn wer bewusst feinstoffliche Prozesse empfinden kann, der wird auch sensibler für uralte Grundgesetze, die seit Jahrtausenden bekannt sind, aber häufig missachtet werden.

Eines dieser Gesetze, die auf einen vor etwa 5.000 Jahren lebenden ägyptischen Weisen „Hermes Trismegistos" zurückgeführt werden, ist das „Gesetz der Entsprechung" (Lit. 15). Im deutschen Sprichwort heißt es: „Wie du in den Wald hineinrufst, so schallt es zurück." Wir nennen diesen Vorgang das Echo und machen uns wenig Gedanken darum. Das Echo ist aber das Gesetz der Entsprechung. Oder in Kurzfassung: „Wie du mir, so ich dir". Es gibt auch noch andere Sprichwörter, die letztlich das Gleiche aussagen.

Aus der modernen Quantenphysik wissen wir, dass ein Gedanke eine Energie, eine Kraft ist, die in das Universum hinausgeschickt wird. Nach dem Gesetz der Entsprechung kommt die Energie meines Gedankens auf mich zurück. Das bedeutet: Das, was ich heute denke, das trifft mich irgendwann in der Zukunft. Denke ich etwas Positives, dann kommt Positives auf mich zurück. Denke ich aber negativ, dann kommt auch Negatives zurück. „Gleich und gleich gesellt sich gern". Es ist die gleiche Schwingung, die zu dieser Situation führt, weil das Gesetz der Entsprechung gilt. Ich habe es also in der Hand, ob ich positive oder negative Gedanken denken will. Denn jeweils das, was ich denke, kommt auf mich zurück. Wer will schon freiwillig negative Folgen erleiden? Normalerweise niemand.

Wir sind aber naiv genug, dieses Gesetz der Entsprechung zu missachten, weil wir immer wieder glauben, dass es für uns nicht existiert. Es existiert aber immer, völlig unabhängig von uns. Es ist ein Universalgesetz, das nicht verändert oder übergangen werden kann. Wenn wir nicht davon überzeugt sind, dann wirkt es trotzdem, und wir haben immer die Folgen zu tragen.

Es ist also für uns besser, wenn wir uns von vornherein auf die Wirkung dieses Gesetzes einstellen und unser Verhalten danach ausrichten. Die Lösung für alle unsere persönlichen Probleme liegt in unserer Vision. Das mag sehr banal klingen, ist aber die Grundlage aller unserer Gedanken und unserer Handlungen. Wir sind von unserer Vision abhängig, wir wissen es aber nur sehr selten. Das Wort „Vision" entspricht dem deutschen Wort „Einbildung" und eine Einbildung ist eine Vorstellung. Wir werden durch die Vorstellungen unseres Unterbewusstseins gesteuert. Deswegen fühlen wir uns unserem Schicksal gegenüber auch oft ausgeliefert, weil wir auf die Reaktion unseres Unterbewusstseins nur wenig Einfluss haben.

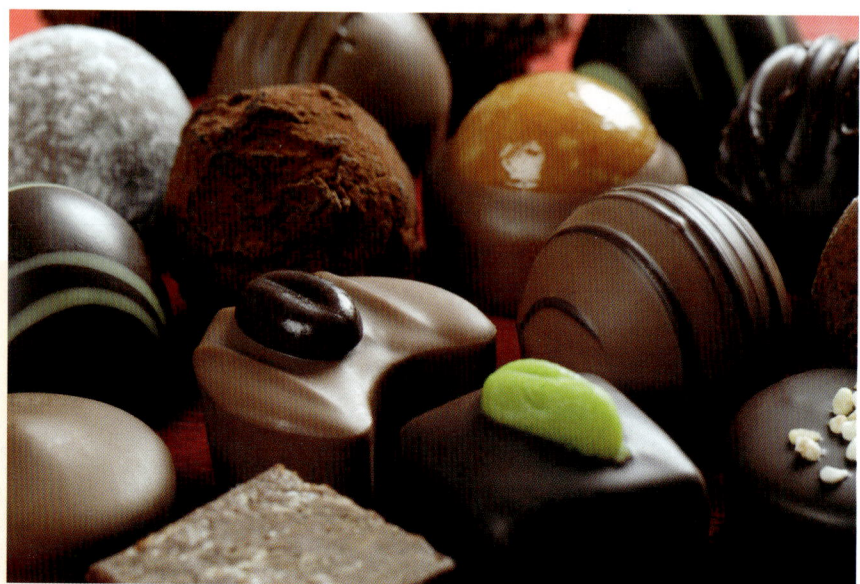

Abb. 9: Süße Versuchungen gibt es heutzutage im Überfluss.
Foto: fotolia sumnersgraphicsinc

Beispiel 1:

Wir haben Appetit auf Schokolade. Wir wissen aber, dass wir sie nach Möglichkeit nicht essen sollten, weil sie zu viel Zucker enthält, uns zu dick macht
oder die Zähne schädigt. Trotzdem tun wir uns sehr schwer, den Drang nach
Schokolade zu unterdrücken, weil unser Unterbewusstsein uns suggeriert,
dass Schokolade gut schmeckt und eigentlich gar nicht schädlich ist.

Beispiel 2:

Wir wissen alle, dass wir uns an die Geschwindigkeitsbeschränkungen halten sollen. Diese werden ja nicht aus Willkür erlassen, sondern dienen dem Schutz der Verkehrsteilnehmer. Trotzdem werden diese Beschränkungen jeden Tag hunderttausende Mal überschritten, weil die Menschen ihrem Unterbewusstsein folgen, das ihnen suggeriert, dass so ein bisschen Geschwindigkeitsüberschreitung wirklich nicht so schlimm ist. Sie nehmen sogar das Risiko des Strafzettels auf sich. Ich selbst bin davon auch nicht ausgenommen.

Unser Unterbewusstsein lenkt und steuert uns und wir können uns kaum dagegen wehren. Aber HALT! Wir können es doch. Wir brauchen die richtige Vision, und zwar nicht einmal am Tag, sondern ständig, eigentlich sogar jede Sekunde. Dann ist diese Vision unschlagbar, dann beherrscht sie auch auf Dauer unser Unterbewusstsein. Wie das geht? Im Prinzip ganz einfach. Denn wir haben alle Visionen.

Beispiele? Eine Million gewinnen. Ein Traumhaus gewinnen. Ein behagliches Leben führen. Sonntags auf den Fußballplatz gehen. Abends vor den Fernseher mit Krimi, Bier

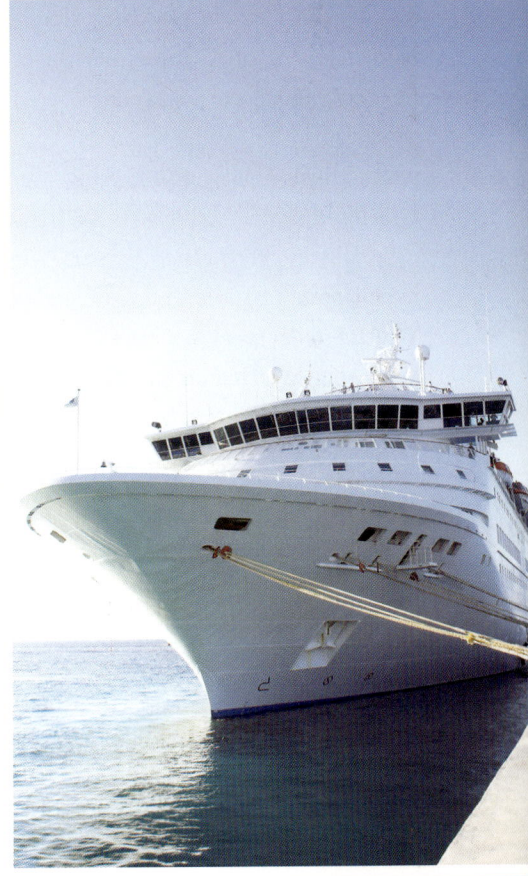

Abb. 10: Damit unsere Wünsche in Erfüllung gehen, müssen wir etwas tun.
Foto: fotolia Rob Byron

und Chips. Einmal eine Kreuzfahrt. Das eigene Häuschen. Ein wirklich schönes und repräsentatives Auto. Nette Nachbarn. Immer ein bisschen Arbeit, aber auch nicht zu viel.

Denke ich behaglich, dann ist auch meine Vision behaglich. Unsere Vorstellung ist stärker als alle unsere Wünsche. Sie ist unsere persönliche Vision. Und sie setzt sich durch. Brauchen wir noch mehr Beispiele? Es gibt sie noch, Tausende. Jeder kann sich über seine eigenen Visionen selbst klar werden. Aber wer von uns hat die Vision der völligen Gesundheit? Vermutlich keiner! Wir haben zwar fast alle den dringenden Wunsch nach einer völligen Gesundheit, aber wir haben keine derartige Vision. Da liegt unser Dilemma. Denn unsere Vorstellung setzt sich durch, nicht unser Wunsch, auch wenn er noch so berechtigt ist.

Das Grundgesetz der Entsprechung, das auch ein Grundgesetz der Anziehung ist, bedeutet, dass ich das anziehe, was ich mir vorstelle. Je intensiver ich mir etwas vorstellen kann, desto intensiver ist meine Vision. Diese Vision gestaltet mein Leben. Ein Wunsch ist im Allgemeinen eine ganz leichte Vision, um die nicht ständig meine Gedanken kreisen. Erst wenn ich einen ganz intensiven Wunsch habe, dann kann er auch zu einer Vision werden, die sich durchsetzen kann.

Bevor es aber zur Verwirklichung kommt, muss ich für diese Vision sehr hart arbeiten. Ich muss fast jeden meiner Gedanken dafür einsetzen und mir immer wieder mein Ziel vorstellen, das ich erreichen möchte. Dafür muss ich sehr viel einsetzen, Zeit, Geld, Privatleben.

Ich brauche eine enorme Ausdauer. Ich muss mein ganzes Leben der Vision unterordnen, wenn diese Realität werden soll. Davor scheuen die meisten Menschen zurück. Sich einem einzigen Ziel völlig unterzuordnen, nur um dieses Ziel zu erreichen, ist ihnen fast immer viel zu viel Arbeit und Anstrengung. Ein hochgestecktes Ziel ist zwar erstrebenswert, aber nur, wenn man dafür nicht allzu viel investieren und auf Annehmlichkeiten verzichten muss. Deswegen spielen sie Lotto, weil sie auf das große Glück hoffen. Oder sie warten auf eine Erbschaft, vielleicht von dem bisher unbekannten Onkel aus Amerika.

Dass sie selbst an diesem Glück basteln können, dass sie aus eigener Kraft das Glück erreichen können, das glauben sie nicht. Dazu reicht ihre Vorstellungskraft nicht aus. So warten sie darauf, dass ihnen das Glück geschenkt wird, ohne dass sie dafür viel arbeiten mussten. Und mit diesem Wunsch gehen sie dann auch ins Grab.

DIE VISION DER GESUNDHEIT

Als Kinder werden wir meistens gesund geboren. Wir erhalten die Gesundheit als Geschenk. Unsere Eltern und Erzieher geben sich in der Regel große Mühe, diese Gesundheit auf hohem Niveau zu erhalten. Manchmal gelingt es ihnen, immer häufiger aber nicht. Immer mehr Kinder leiden in der heutigen Zeit an chronischen Störungen, eventuell sogar Krankheiten. Die Neurodermitis, das Aufmerksamkeit-Defizit-Syndrom (ADS), die Zahnfehlstellung, die Sehstörung, die Infektanfälligkeit, die Fehlhaltung und sogar die Zuckerkrankheit sind im Kindesalter häufig und nehmen ständig zu. Das hängt natürlich mit vielen Faktoren zusammen: mit der Ernährung, dem Fernsehen, der unzureichenden Bewegung, der Reizüberflutung und vielen mehr. Ich möchte hier auch keine lange Litanei der Gesundheitssünden aufführen. Unstrittig aber ist, dass die heutige Jugend nicht mehr so widerstandsfähig ist wie ihre Eltern. Und die heutigen Großeltern sind im Allgemeinen gesundheitlich stabiler als ihre eigenen Kinder und Enkelkinder. Bei der Geburt sind die kleinen Erdenbürger meistens gesund und im Kindesalter oft schon krank. Man kann das natürlich auf die Gene zurückführen, auf die Sorgen der Eltern, auf den Stress, die Chemie in der Nahrung und vieles andere mehr.

Eines aber ist eindeutig. Noch nie in unserer Geschichte ging es den Menschen in Deutschland wirtschaftlich besser als zur gegenwärtigen Zeit. Es gibt genug zu essen, meist genug Wohnraum, meist genug Geld zum Überleben, gute Badezimmer, gute Kleidung und genügend staatliche Fürsorge. Nie hatte es in dieser Hinsicht eine Generation besser als die heutige. Und trotzdem existiert eine unerklärliche Krankheitshäufigkeit. Wie passt das zusammen? Bei der Geburt gesund, einige Jahre später oft krank.

Man kann jetzt natürlich davon ausgehen, dass die Krankheit automatisch mit dem Leben verbunden ist. Dass diese These nicht richtig ist, lehren uns die Beispiele, die ich am Anfang dieses Buches aufgeführt habe und die in fast beliebiger Zahl weitergeführt werden können. Literatur darüber liegt ausreichend vor und Beispiele in der Gegenwart, z. B. aus Japan und da besonders von der Insel Okinawa, gibt es genug. Leben und Krankheit sind nicht automatisch miteinander verbunden. Krankheit entsteht, weil etwas falsch gemacht wurde. Die Fehler wurden durch die Eltern, die Lehrer, die Ärzte, die Behörden, die Umweltbedingungen, die Lebensverhältnisse und viele andere Bedingungen verursacht. Das gesunde Leben ist aus dem Lot geraten.

DAS GLEICHGEWICHT

Das Leben sorgt für Gleichgewicht. Im Wasser sehen wir das am deutlichsten. Es gleicht sich immer wieder aus. Die Chinesen haben die Symbole Yin und Yang entwickelt, die die verschiedenen Kräfte im Universum anzeigen und die sich immer wieder ausgleichen. Es gibt Hochphasen und es gibt Niedrigphasen wie die Wellen im Meer. Aber am Ende ist alles wieder im Gleichgewicht.

So sollte es auch im Menschenleben sein. Ein Leben im Gleichgewicht mit Hoch- und mit Niedrigphasen, die sich zum Schluss wieder friedlich ausgleichen. Wir erleben das mit der Arbeit am Tag und mit der Ruhe in der Nacht. Beide Teile brauchen wir, damit wir im Gleichgewicht bleiben. Natürlich können wir sehr vieles nicht selbst beeinflussen. Unglücksfälle, plötzliche Veränderungen der Lebensumstände, Katastrophen treffen uns, ohne dass wir sie frühzeitig erkennen oder verhindern können.

Die Frage ist aber, wie wir darauf reagieren. Denn hier fängt unsere Freiheit an. Wir können an einem Schock zerbrechen, wir können uns aus unserer gewohnten Lebensbahn herauswerfen lassen. Wir können aber auch standhaft bleiben, an unsere starken inneren Kräfte glauben und versuchen, einen positiven Sinn hinter einem tiefgreifenden Ereignis zu sehen.

Unser Leben muss immer wieder in ein Gleichgewicht zurückpendeln. Wenn das nicht passiert, dann haben wir irgendwelche Fehler gemacht. Diese müssen wir aber auch bei uns selbst und nicht bei anderen suchen. Das ist zwar mühsam und unbequem, aber unerlässlich. Wir müssen einen Rhythmus finden, in dem wir ausgeglichen sind; der unserem Charakter entspricht, der Höhen und Tiefen, Arbeitsphasen und Erholungszeiten enthält und in dem wir am Ende des Tages, der Woche, des Monats, des

Jahres zufrieden und im Wesentlichen auch glücklich sind. Nur dann fühlen wir uns wirklich wohl.

Das Gleichgewicht im Geistigen, im Seelischen und im Körperlichen ist dafür notwendig. Alle diese Komponenten müssen stimmen. Dann stellt sich auch automatisch Gesundheit ein. Und diese Gesundheit ist ja ein ganz großes Ziel, auf das wir eigentlich immer hinstreben. Wir wollen doch leistungsfähig, gesund und fröhlich sein bis zu unserem letzten Lebenstag, der möglichst erst ganz spät eintreten soll. Davon träumen wir doch immer, allerdings mit dem Bewusstsein, dass ein derartiger Zustand eine unerreichbare Illusion ist. Und an diesem Punkt muss man einhaken und sich fragen: Ist es eine unerreichbare Illusion oder nur ein schwer erreichbares Ziel? Weiche ich dieser Frage aus und halte nur den ersten Teil davon für realistisch? Oder bin ich mutig und kühn

genug, gegen alle Konventionen auch an den zweiten Teil zu glauben? Die Geschichte lehrt uns, dass auch der zweite Teil gültig ist. Die allgemeine Überzeugung lässt aber nur den ersten Teil gelten. Hier scheiden sich die Geister. Die Masse geht den bequemen Weg, den fast alle gehen, und glaubt, dass völlige Gesundheit auf Dauer nicht erreichbar ist. Nur ein kleiner Teil macht sich die Mühe, an die Vision der völligen Gesundheit zu glauben und diese Vision in die Tat umzusetzen.

Wir sind alle Menschen mit Schwächen. Manchmal sind wir stark. Dann freuen wir uns, wir gehen anders, wir haben mehr Selbstbewusstsein. Man sieht uns diese Stärke auch an. Wir haben eine andere Haltung und eine andere Ausstrahlung. Können wir diesen Zustand der Stärke konservieren? Denn wir möchten ihn doch alle erhalten und möglichst lange darin leben. Die allgemeine Meinung sagt: „Nein". Aber im Inneren fühlen wir, dass es doch möglich sein muss. Dass wir den Zustand der Stärke, des Selbstbewusstseins und auch der Gesundheit konservieren können. Wir müssen nur den richtigen Weg dafür finden. Den wollen wir mit diesem Buch zeigen.

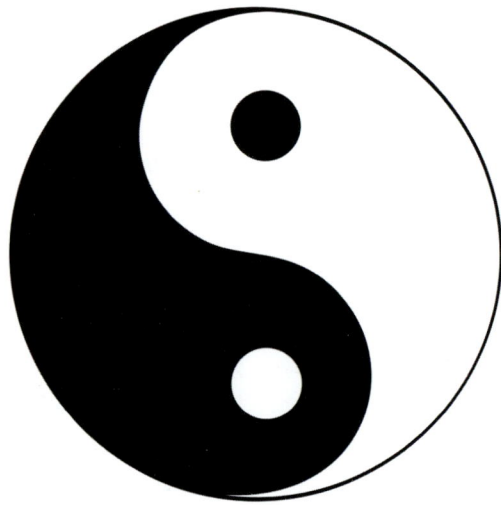

Abb. 11: Das Zeichen für Yin und Yang zeigt sehr eindrücklich, wie wichtig das Gleichgewicht ist, in allen Bereichen des Lebens. Foto: fotolia Stellis

GESUNDHEIT IST MACHBAR

Das ist eine herausfordernde These. Ist sie auch überheblich? Sind wir Herren über unser Leben? Oder ist es nur eine leere Phrase, um die Menschen, die Leser zu übertölpeln? Wie soll das gehen, wenn doch fast alle Menschen krank sind oder mit zunehmendem Alter krank werden? Ist die ständige Erhaltung der Gesundheit eine Utopie, ein unerfüllbarer Traum oder kann sie Realität werden? Die Antwort: Es kann Realität werden, ist aber abhängig von der möglichst optimalen Einhaltung der Gesundheitsgesetze.

Moses wurde 120 Jahre alt. Wenn wir diese Zahl für wahr halten, dann sollten wir uns fragen, warum wir nicht so alt werden. Moses hatte es schwer. Er musste sich gegen extreme Widerstände in seinem eigenen Volk durchsetzen. Er hatte Stress ohne Ende. Er folgte nur der inneren Stimme, ohne dass er sicher wusste, dass seine Entscheidungen richtig

waren. Er hatte kein leichtes Leben, aber er hatte eine Vision, der er alles bedingungslos unterordnete: sein Volk in das „gelobte Land" zu führen. Die Gesundheit bis zu seinem Lebensende mit 120 Jahren wurde ihm geschenkt. Er hat dafür aber anscheinend alles richtig gemacht.

Warum sollte es uns heute nicht auch gelingen, alles richtig zu machen? Wir haben es doch viel einfacher als Moses zu seiner Zeit. Wir haben viel weniger Stress. Wir haben genug zu essen. Wir müssen nicht 40 Jahre in der trostlosen, feindlichen Wüste ausharren. Wir haben Wohlstand und Luxus ohne Ende, von dem Moses nicht einmal träumen konnte, weil er in seiner Vorstellung nicht vorkam. Wir haben so viel, dass wir vieles wegwerfen, vieles verschwenden, vieles verkommen lassen. Wir arbeiten nur noch 40 Stunden pro Woche, haben viele Wochen Urlaub pro Jahr, das Wochenende frei und dazu noch etliche Feiertage. Es geht uns sagenhaft gut. Aber wir sind trotzdem oft krank oder wir werden krank und wir halten Krankheit für normal. Das ist doch irgendwie schizophren.

Auf der einen Seite haben wir einen bisher nie gekannten Wohlstand, eine fantastische ärztliche Versorgung (welches Land hat eine bessere?) und auf der anderen Seite haben wir viel mit Krankheiten zu tun, fühlen uns oft nicht wohl und sind auch häufig mit unserem Leben nicht so recht zufrieden. Wir sind der Meinung, dass es uns eigentlich noch besser gehen sollte. Woran liegt diese Diskrepanz? Es können nicht unsere Lebensverhältnisse sein. Denn es geht keinem Volk auf der ganzen Welt besser als uns (oder geht es den Schweizern, Luxemburgern, Monegassen, Neuseeländern besser als uns? Vermutlich nein. Alle diese Völker leben auf einem sehr hohen wirtschaftlichen Niveau.).

Also müssen wir die Ursache für unsere fehlende Zufriedenheit, für ein fehlendes Rundum-Wohlgefühl bei uns selbst suchen. Nur in unserem Inneren werden wir fündig werden. Denn das Äußere ist anscheinend weitgehend optimal gelöst.

Wenn wir uns bis zu diesem Punkt einig sind, dann geht es an die Ursachenerforschung. Was führt dazu, dass wir uns nicht rundum wohlfühlen? Dass wir oft etwas auszusetzen haben? Dass wir immer wieder krank werden oder Schmerzen haben? Dass wir nicht lachen, singen, tanzen können wie die unbekümmerten Kinder? Natürlich weil wir zu viel Kümmernisse haben, so denken wir. Da liegen die Gründe für unseren unbefriedigenden Zustand. Es sind nach unserer Ansicht eben doch die Lebensverhältnisse, die uns stören und uns aus dem inneren Gleichgewicht bringen.

Unser Fehler liegt in unserem Denken. Wir denken zwar, dass es uns gut gehen sollte und müsste. Aber wir tun nicht genug dafür. Wir haben keine Vision von Gesundheit, Wohlbefinden und innerer Freiheit. Wir haben nur Wünsche. Und Wünsche können die Welt nicht verändern, auch unsere eigene Welt nicht. Eine Vision, die in die Tat umgesetzt wird, aber kann das. Eine Vision ist stark, sogar sehr stark, wenn Menschen mit Tatkraft dahinter stehen.

Zu allen Zeiten haben mutige Menschen ihre Visionen verwirklicht. Moses hat es getan, Kolumbus mit der Entdeckung Amerikas, obwohl er eigentlich den Seeweg nach Indien entdecken wollte, und in der heutigen Zeit Mutter Teresa in Indien mit ihrer Hilfe für die Allerärmsten. Tausende anderer Menschen könnte man aufzählen, die ihre Vision verwirklicht haben. Auch böse Menschen wie Hitler, Goebbels, Himmler und viele andere in der jüngsten deutschen Geschichte.

Eine Vision bewegt und verändert das Leben, wenn genügend Tatkraft dahinter steht. Was hindert uns, eine Vision zu haben und sie dann mit Zähigkeit, Ausdauer, Mut und Entschlossenheit zur Erfüllung zu bringen? Nur unsere Bequemlichkeit. Hier liegt der Hund begraben. Wir wollen das nur nicht akzeptieren, weil wir dann aus unserer Bequemlichkeit ausbrechen müssten. Und das ist ja unbequem. Also lassen wir lieber alles so wie es schon immer gewesen ist, fühlen uns lieber etwas unwohl, werden krank und bleiben krank, meckern etwas, aber geben uns mit diesen nur halb optimalen Verhältnissen zufrieden. Denn dann brauchen wir uns weniger anzustrengen. Und es geht ja auch mit etwas weniger Gesundheit. Aber trotzdem bleibt eine gewisse Unzufriedenheit, besonders wenn wir sehen, dass es anderen Menschen besser geht. Wir führen das auf die besseren Gene, den geringeren Stress, die besseren Verhältnisse zurück. Wir wollen nicht einsehen, dass es uns genauso gut gehen könnte.

Gesundheit ist machbar!

Wir haben die Kraft der Vision, unserer inneren Einstellung, zur Verbesserung unserer Verhältnisse noch nicht erkannt. Oder wir scheuen uns vor der Arbeit, die mit dem Erreichen des Visionszieles verbunden ist.

Gesundheit ist machbar. Das ist der Titel dieses Abschnitts. Und diese These wollen wir jetzt beweisen.

DER BEWEIS

Ganz viele Menschen haben mit ihrem Leben bewiesen, dass dauernde Gesundheit möglich ist. Ständig gibt es Menschen, die genau dasselbe auch heute noch beweisen. Wir müssen uns nur diese Vorbilder suchen und uns an ihnen orientieren. Nun hat jeder Mensch sein eigenes Leben gehabt, das nicht kopiert werden kann. Wenn wir aber viele dieser Leben studieren, dann erkennen wir die Grundvoraussetzungen der Gesundheit, die wichtigen Gesundheitsgesetze. Diese gab es schon vor 10 000 Jahren. Nur die Verhältnisse haben sich geändert. Wir leben heute anders als vor 50 oder 100 Jahren, wir leben aber nicht schlechter, sondern in vielen Dingen viel besser, nahe am Optimum. Also müsste es uns auch gelingen, das Gleiche zu schaffen wie viele Menschen vor uns. Es liegt nicht am Pech, dass wir krank werden, sondern es liegt an den Fehlern, die wir nicht erkannt und vermieden haben. Der geistige Hintergrund ist der wichtigste. Der Geist formt Körper und Seele, wobei die Seele stark mit unserem Unterbewusstsein, mit unserem Gefühl verbunden ist. Wir müssen also unseren Geist besonders pflegen und ihm sehr viel Aufmerksamkeit widmen. Denn hier liegt der erste Schlüssel zu unserem Wohlbefinden, das wir ja möglichst immer erreichen und auch behalten wollen. Aus unserem Geist entsteht die Vision.

Den Wert und den Zusammenhang von Vision und unserem weiteren Leben habe ich schon genügend geschildert. Es geht um die Umsetzung der Vision, die nur mit konsequenter, täglicher Arbeit erreichbar ist. Nur auf diese Weise können wir unser Ziel erreichen.

Eine Vision muss ich mir immer wieder vorstellen. Und dann muss ich danach handeln. Es wird mir nichts geschenkt außer der Erkenntnis, dass ich selbst für alle meine Fehler genauso wie für meine Erfolge verantwortlich bin. Meine Fehler muss ich immer mehr vermindern und ausmerzen, wie ein Profi im Sport.

Je weniger Fehler ein Tennisspieler macht, desto erfolgreicher wird er werden. Ähnlich ist es bei einem Musiker. Nie ist man vollkommen, immer gibt es etwas zu verbessern.

Genauso ist es auch bei der Gesundheitserhaltung. Alles, was ich tue, und alles, was ich unterlasse, trägt zum Erfolg oder Misserfolg meiner Gesundheitsvorsorge bei. Für die ersten 15 bis 16 Lebensjahre kann ich selbst keine Verantwortung übernehmen. Diese liegt bei den Eltern, den Erziehern, den Ärzten und den Gesundheitsbehörden. Aber spätestens mit 16 Jahren fange ich an, für mich selbst verantwortlich zu sein. Natürlich richte ich mich nach den Vorbildern, besonders den Eltern, aber auch nach manchen Anweisungen der von mir anerkannten Erwachsenen. Stück für Stück übernehme ich mehr Verantwortung für mich.

Vielleicht rauche ich, trinke ich, nehme Drogen, fahre schnell Auto, treibe einen riskanten Sport und vieles andere mehr. Überall lauern Gefährdungen, überall kann ich mir einen Schaden zuziehen. Die Kunst ist es, die wichtigen Dinge im Leben richtig zu machen, auch in Bezug auf meine Gesundheit. Das ist nicht einfach.

Wie trainiere ich z. B. mein Immunsystem? Was muss ich alles machen, um keine Grippe zu bekommen? Reicht die Einnahme von ein paar Tropfen, wie z. B. Echinacea, oder brauche ich immer wieder ein Antibiotikum? Welche Art von Prophylaxe ist notwendig, damit ich immun gegen Grippeviren bleibe?

Die meisten dieser Fragen lassen sich beantworten durch die Einhaltung der Gesundheitsgesetze, die schon oft beschrieben worden sind, u. a. in meinem Buch „Naturheilkunde für Jeden" (Lit. 16). Eine Vielzahl von Hinweisen ist in diesen Schriften enthalten, die man gar nicht alle auf ihre Richtigkeit untersuchen kann. Denn ich will ja nicht 20 Methoden ausprobieren, sondern möglichst ab heute gesund sein und bleiben. Also muss ich mich für einen Weg entscheiden, der dann auch für mich der richtige Weg ist.

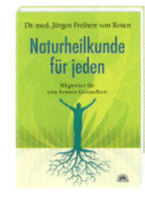

Buchtipp
„Naturheilkunde für jeden"

DER ERSTE TEIL DES WEGES

Ich bin überzeugt, dass in mir genügend Kräfte schlummern, damit ich von heute an gesund bleibe. Ich glaube an mich. Ich denke immer wieder an diese Kräfte. Ich orientiere mich an Vorbildern, z. B. Dr. Shioya mit seinem Buch „Der Jungbrunnen des Dr. Shioya" (Lit. 9). Dort wird beschrieben, wie der Autor, der als Kind und Jugendlicher ständig krank war, sich selbst mit Hilfe der Autosuggestion so weit geholfen hat, dass er nicht mehr krank wurde. Er starb mit 108 Jahren und war mit 105 noch gesund. Ich kaufe mir dieses Buch und beginne mit der Autosuggestion: Ich stelle mir vor, wie mein Körper stabil, kräftig und strahlend gesund ist. Natürlich fällt mir diese Autosuggestion am Anfang schwer. Deswegen muss ich sie jeden Tag üben, mindestens einmal, wenn ich Zeit habe, auch mehrmals.

Mit der Zeit entwickelt sich ein Automatismus und ich denke immer wieder an meinen gesunden, stabilen und kräftigen Körper. Diese Gedanken setzen Kräfte in meinem Organismus frei, die mir helfen, mein Ziel zu erreichen. Alles, was ich denke, wirkt auf mich zurück. Und jeder meiner Gedanken spiegelt sich in meinen Körperzellen wider. Denke ich positiv, dann bekommen meine Körperzellen positive Impulse. Denke ich negativ, dann tritt auch ein negativer Effekt ein.

Ich weiß, dass die Indianer Nordamerikas gesund, außerordentlich widerstandsfähig und ausdauernd waren (Lit. 8). Was haben sie gemacht, um diese Eigenschaften zu erreichen? Sie haben sich abgehärtet und jeden Tag, auch im Winter, im Fluss gebadet. Nun ist das bei uns nur selten möglich. Aber ich kann mich trotzdem abhärten. Ich kann jeden Tag kalt duschen. Ich kann wenigstens einmal in der Woche in die Sauna gehen und danach ein Kaltbad nehmen. Damit

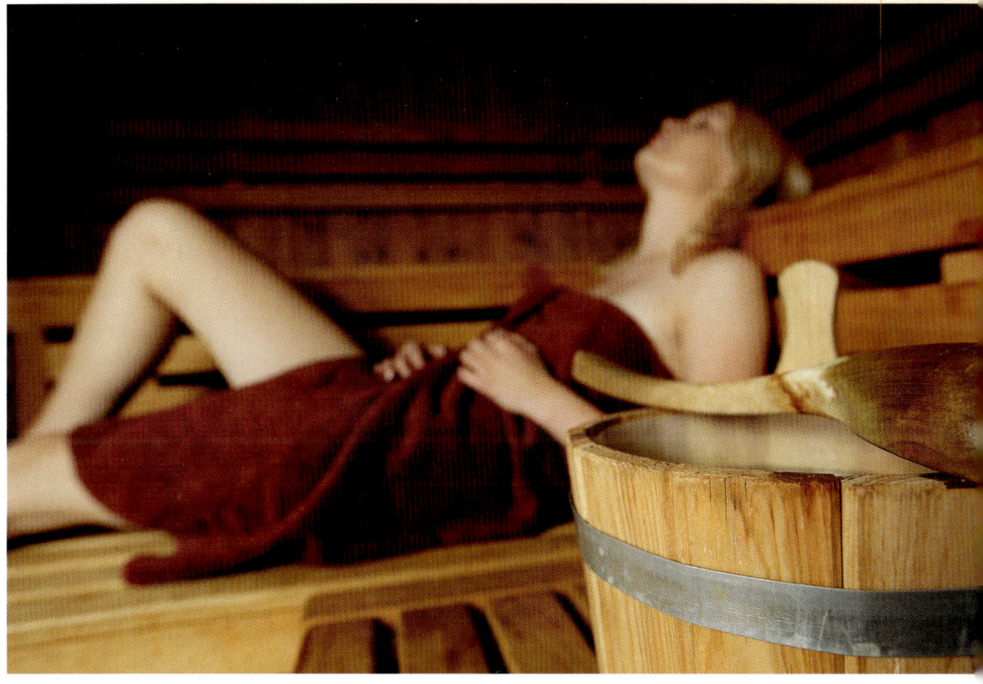

Abb. 12: Regelmäßige Saunagänge stärken das Immunsystem und die körpereigenen Abwehrkräfte.
Foto: fotolia Christian Schwier

trainiere ich schon einen Teil der Abhärtung.

Ich kann zusätzlich einen Allwetter-
sport treiben, z. B. Wandern, Laufen,
Nordic Walking. Besonders die letzte
Sportart erfreut sich zu Recht einer
stark zunehmenden Beliebtheit.

Man kann bei jedem Wetter, auch
bei Eis und Schnee, unterwegs sein.
Es gibt genügend Wege und wenig
befahrene Straßen, auf denen ich
ungefährdet gehen kann. Auch die

Dunkelheit ist nicht unbedingt ein
Hindernis. Ich schone meine Gelenke
bei diesem Sport, brauche dafür kein
Idealgewicht zu haben, brauche nur
wenig preiswerte Ausrüstung, kann
mich dabei unterhalten, wenn ich einen Partner habe usw.

Dieser Sport hat fast nur Vorteile und
keine Nachteile. Selbst im hohen Alter kann ich ihn noch anfangen, weil
der Arm-Bein-Rhythmus sehr einfach
zu erlernen ist. Es gibt keinen Grund,
den Sport nicht durchzuführen, es sei

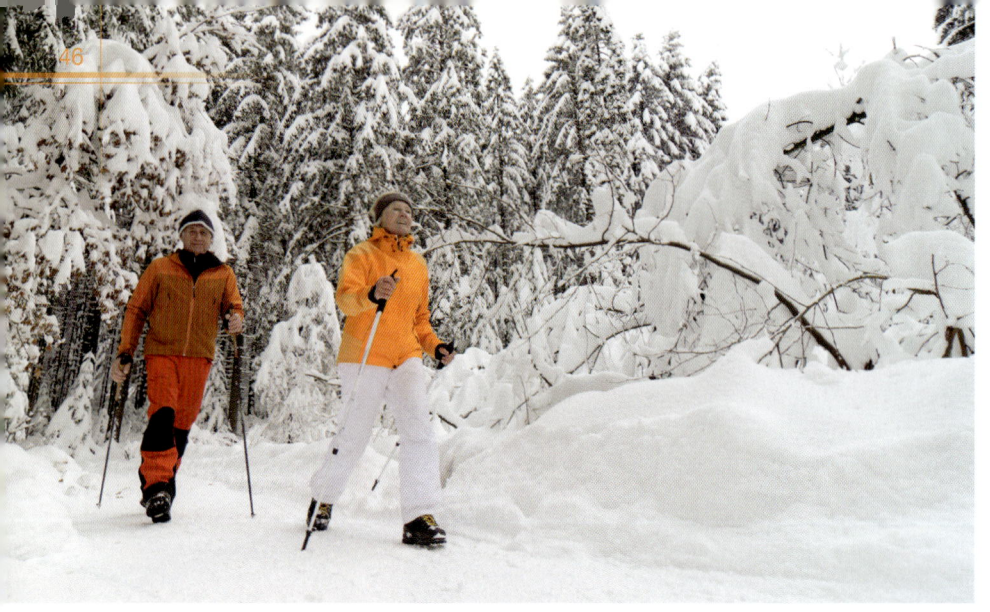

Abb. 13: Nordic Walking, eine Sportart für jedes Wetter und jedes Alter.
Foto: fotolia Alexander Rochau

denn, dass ich bereits ein Dreiviertel-Krüppel bin. Dann geht es oft nicht mehr. Aber sonst habe ich selten eine Ausrede, mich vor dieser Sportart zu drücken. Wenn ich die richtige geistige Einstellung habe, die Vision, mich dann immer wieder abhärte mit kaltem Wasser und kaltem Wetter, zusätzlich meine Ausdauer trainiere durch einen Ausdauersport, dann habe ich schon eine recht gute Ausgangslage erreicht, um meine Gesundheit zu verbessern und auf einem hohen Niveau zu halten. Denn besonders bei diesem Sport habe ich die Möglichkeit einer Art Meditation. Ich bin mit meinen Gedanken allein, wenn ich mich nicht gerade unterhalten muss.

Ich brauche auf die Geh- und Armtechnik nicht besonders zu achten, weil sie mir nach kurzer Zeit in „Fleisch und Blut" übergeht. Die Wege sind meist einfach und gut überschaubar. Mit der Zeit bekomme ich gute Laune, weil ich mich auch nicht zu quälen brauche.

Es ist kaum zu glauben, wie viel ich von einer regelmäßigen Ausübung dieses Sports profitiere. Zusätzlich stärke ich dauernd meine Vision, die die Grundlage für das Erreichen meines Zieles, einer dauernden, stabilen Gesundheit ist.

DER ZWEITE TEIL DES WEGES

In diesem Abschnitt wollen wir uns mit allem befassen, was mit Ernährung zu tun hat. Hier gibt es auch einige Grundsätze, die man als universelle Heilprinzipien bezeichnen kann, z. B.:

⇒ Wer nicht langsam isst und gut kaut, wird krank. Die Gründe dafür habe ich in meinem zuvor genannten Buch ausführlich dargelegt. Also werde ich mich bemühen, immer langsam zu essen und genügend zu kauen, jeden Bissen 30-mal, 40-mal, 50-mal, bis es mir auch in Fleisch und Blut übergegangen ist.

⇒ Wer immer wieder zu viel isst, zu viel durcheinander, in zu kurzen Abständen, wird ebenfalls krank.

⇒ Wer abends spät isst, wie viele Südländer, muss danach eine genügend lange Pause von wenigstens zwölf Stunden einlegen, bevor er wieder eine richtige Mahlzeit zu sich nimmt. Die Südländer essen morgens oft nur ein Croissant und trinken einen Espresso. Damit schonen sie den Magen-Darm-Trakt und lassen ihm genügend Zeit für die Verdauung. Ein Zeitraum von acht bis zehn Stunden nach der Abendmahlzeit ist meist zu kurz.

⇒ Die Bildung von Toxinen = Giftstoffen im Dünndarm spielt eine entscheidende Rolle im Hinblick auf Gesundheit und Krankheit. Ich muss also lernen, wodurch und warum derartige Giftstoffe entstehen, damit ich sie möglichst vermeiden kann. Nur wenige Ärzte wissen darüber Bescheid. Deswegen kann ich von Ärzten im Allgemeinen in diesem Punkt keine ausreichende Unterstützung erwarten.

Der deutsche Biomarkt wächst
Umsätze mit Öko-Lebensmitteln in Mrd. EURO

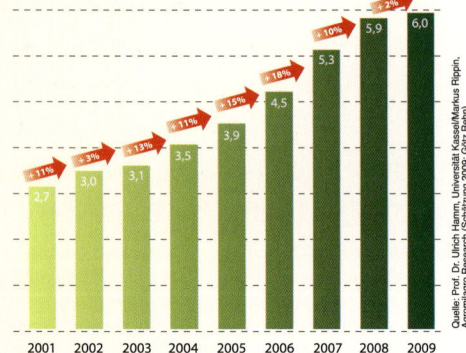

Quelle: Prof. Dr. Ulrich Hamm, Universität Kassel/Markus Rippin, Agromilagro Research (Schätzung 2009: Götz Rehn)

Abb.14: Der Biomarkt wächst weiter. Das Bewusstsein für gesunde Lebensmittel ohne Gentechnik und Pestizide ist auch durch „Lebensmittelskandale" wieder gestiegen. Quelle: Prof. Dr. Ullrich Hamm Universität Kassel

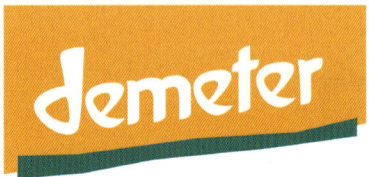

Abb. 15: Demeter bietet einen sehr hohen Standard in Bereich der Biokost. Foto: www.demeter.de

⇒ Die Ernährung mit sonnengereifter, hochwertiger „Biokost" ist unbedingt erforderlich. Den höchsten Standard liefert die „Demeter"-Nahrung. Natürlich ist auch eine Ernährung mit der konventionellen Kost möglich. Aber sie enthält häufig weniger lebenswichtige Vitamine, Enzyme, Mineralstoffe, Spurenelemente und die sog. „sekundären Pflanzenstoffe", deren Wichtigkeit und Notwendigkeit erst in den letzten Jahrzehnten erkannt und von denen bisher nur ein kleiner Teil erforscht wurde. Man rechnet gerade auf diesem Gebiet noch mit vielleicht sogar sensationellen Entdeckungen.

⇒ Eine weitgehend vegetarische Kost ist dem Menschen angemessen. Dem Gebiss nach ist der Mensch ein „Frugivore", ein Früchte-Esser. Die körperliche Übereinstimmung zwischen Mensch und Schimpanse liegt nach Ansicht der Experten bei 98,5 Prozent. Es trennt uns also nicht viel vom Affen, der sich von vegetarischer Rohkost ernährt. So ist auch der Affe mit seiner Ernährung ein Bezugspunkt, an dem wir uns orientieren können.

⇒ „Fleisch macht die Knochen weich" dichtete ein Autor in der Tageszeitung „Die Welt" am 8.12.2008 (Lit. 17). Wir sind Frugivoren und nicht Carnivoren (Fleischesser) wie die Raubtiere. Zähne, Magen und Darm weisen bei den Raubtieren ganz andere Verhältnisse auf als bei Menschen. Durch Fleisch bilden sich im Darm völlig andere Bakterienstämme als bei einer vegetarischen Mischkost. Es entstehen mehr Fäulnisbakterien, die den Körper eher mit Giftstoffen überlasten und somit zu einer erhöhten Krankheitsanfälligkeit führen.

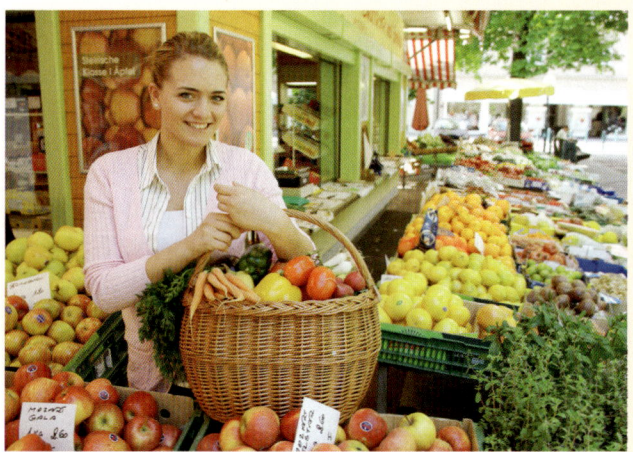

Abb. 16: Frisches Bio-Obst und -Gemüse sollte bei jedem täglich auf dem Speiseplan stehen.
Foto: fotolia Gina Sanders

⇒ Wir essen zu viel Eiweißprodukte, nicht nur Fleisch, Wurst und Fisch, sondern auch Eier, Milch, Käse, Nüsse. Dadurch wird der Organismus mit Eiweiß überfüttert, das er nicht mehr ausreichend verdauen kann. Dieses überschüssige Eiweiß wird z. T. ausgeschieden und führt zu den gerade genannten Fäulnisgiften. Oder es wird abgelagert. Zuerst in den roten Blutkörperchen, die dick und prall werden und den lebenswichtigen Sauerstoff nicht mehr ausreichend transportieren können. Die roten Blutkörperchen laden dann dieses Eiweiß in der Gefäßwand ab, die damit dicker und weniger durchlässig wird.

Dadurch wird der Stoffwechsel auf Dauer extrem behindert und letztlich werden alle Körperorgane beschädigt, die von der Durchlässigkeit der Blutgefäße, besonders der sog. Kapillaren abhängig sind, weil über diese die gesamte Durchblutung läuft. Funktionieren die kleinen Blutgefäße nicht mehr optimal, dann beginnt eine Durchblutungsstörung, die normalerweise Jahre und Jahrzehnte später in eine ernsthafte Krankheit mündet. Alles fängt einmal klein an, auch die Durchblutungsstörung. Es ist wichtig, dass wir diese Zusammenhänge kennen und frühzeitig gegensteuern. Das ist am Anfang leicht und wird mit der Zeit immer schwerer (Lit. 18).

⇒ Im Säugetierreich liegt die Zeitspanne von der Geburt bis zur Geschlechtsreife etwa bei 12 bis 15 Prozent der Lebensspanne. Eine Maus braucht für diesen Zeitraum ca. zwei Monate. Sie lebt ca. 30 Monate. Ein Pferd ist mit ca. drei Jahren geschlechtsreif. Es lebt im Allgemeinen 20 bis 25 Jahre. Der Mensch gehört auch zu den Säugern. Er unterliegt den gleichen Naturgesetzen. Beim Menschen kann man die Geschlechtsreife mit ca. 15 Jahren ansetzen. Also müsste die normale Lebenszeit 100 bis 120 Jahre sein. Ein 20 Jahre altes Pferd ist aber nicht siech. Es hat noch seine Zähne, kann allein aufstehen, fressen, oft noch springen und laufen. Können wir Menschen mit 80 oder 90 Jahren noch springen und laufen? Ganz selten. Also haben wir uns von dem natürlichen Ablauf entfremdet und sind in einem verhältnismäßig jüngeren Alter krank, schwach und leistungsunfähig. Wenn wir mit 65 Jahren in Rente gehen, dann entspricht das einem biologisch vergleichbaren Pferdealter von maximal 15 Jahren. Dann sind diese Tiere oft im Maximum ihrer Leistungsfähigkeit, z. B. im Spring- und Dressursport. Bei diesen Vergleichen sehen wir die Diskrepanz zwischen uns Menschen und den Tieren. Wir sollten also viel an uns selbst ändern, wenn wir ein Optimum aus unserem Leben machen wollen.

⇒   Natürlich könnte ich noch auf viele Spezialpunkte wie Nahrungsmittel-zusatzstoffe, Insektizide, Pestizide, Rohkost und Kochkost, Zucker und Süßigkeiten, Belastung des Wassers u. a. eingehen. Das würde aber den Rahmen dieses Buches sprengen. Es gibt darüber inzwischen viel Literatur. Wenn man auf Dauer gesund bleiben will, dann muss man auch einen Lese- und Literaturmarathon durchstehen. Erst mit viel Fleiß und genügend Intuition kommt man allmählich zum Ziel.

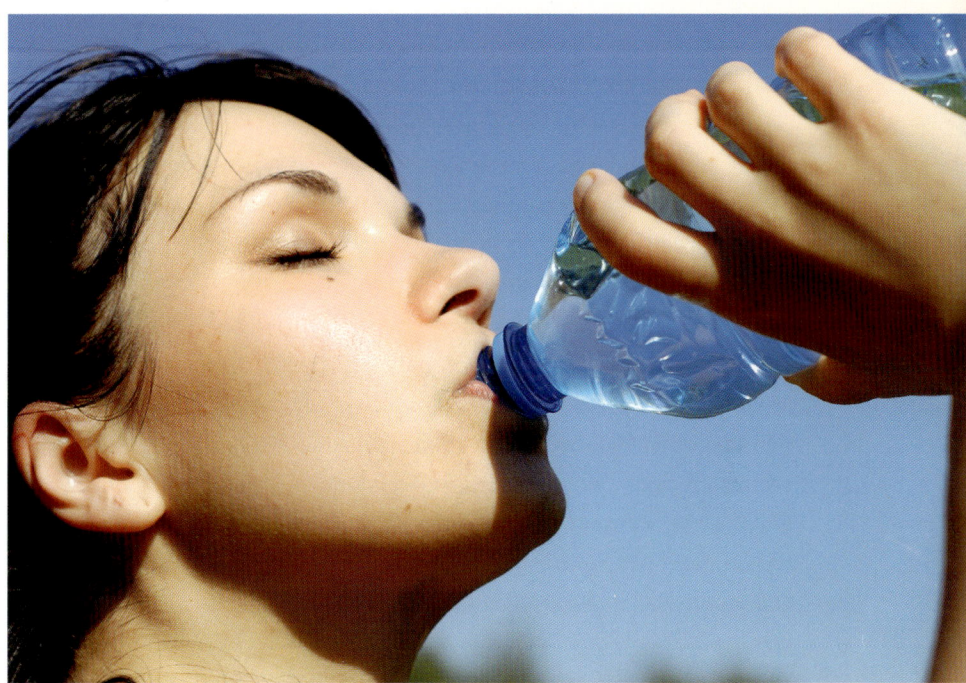

Abb. 17: Ausreichend trinken ist wichtig. Je nach Körpergewicht bis zu drei Liter täglich.
Foto: fotolia Adam Borkowski

⇒ Zwei Punkte möchte ich aber noch anführen, weil sie extrem wichtig sind. Der erste betrifft das Wasser. Der erwachsene Mensch besteht zu etwa 70 Prozent aus sauberem Wasser. Das wird sehr häufig vergessen. Im Allgemeinen wird zu Kaffee und Bier auch sauberes Wasser verwendet. Insofern sind diese Getränke tolerabel. Beim Wein wissen wir das nicht genau, weil er aus Trauben gepresst wird, die eventuell mit Insektiziden, Fungiziden und ähnlichen Stoffen behandelt worden sind. Reste dieser Stoffe sind oft auch im Wein noch enthalten. Also sollten wir im Allgemeinen beim Wein, so gut er auch schmecken mag, etwas vorsichtiger sein. Natürlich ist auch der Alkohol des Bieres nicht ein optimaler Teil einer gesunden Ernährung. Aber ein bisschen Freude an derartigen Getränken ist auch gut für die Gesundheit. Die Wasser-Trinkmenge richtet sich nach dem Körpergewicht. Man rechnet einen Liter Wasser auf 25 kg Körpergewicht. Also sollte ein 70 kg schwerer Mensch pro Tag etwa knapp drei Liter Wasser trinken.

⇒ Der zweite Punkt betrifft die Nahrungsergänzung, die für fast alle Menschen in der Hochzivilisation heute notwendig ist, wenn wir die Ernährung optimieren wollen. Und das ist ja das Ziel dieses Buches und vermutlich auch der Wunsch der Leser. Unsere übliche, oft auch die biologische Nahrung ist nicht mehr vollwertig genug. Das ist durch viele Laboruntersuchungen der letzten Jahrzehnte nachgewiesen worden. Darum ist eine intelligente, hochwertige Nahrungsergänzung sehr sinnvoll.

Bei uns haben sich in Klinik und Praxis seit vielen Jahren sonnengereifte, biologisch gezogene Obst- und Gemüseextrakte in Kapselform bei fast allen Menschen sehr bewährt. Gewisse Mängel, die oft unerkannt bleiben und mit Labormethoden auch häufig gar nicht nachweisbar sind, treten bei der heutigen Lebensweise fast immer auf. Selbst wer schon sehr gesundheitsbewusst lebt, kann selten alles in seiner Ernährung exakt steuern. Und wer hat schon Demeter-Lebensmittel, die er außerdem noch gut kaut, langsam isst und so verdaut, dass alles im Dünndarm aufgenommen werden kann? Denn der Mensch lebt nicht von dem, was er isst, sondern von dem, „was er verdaut". Deswegen sind die oben genannten hochwertigen Extrakte aus biologischem Obst und Gemüse sehr wertvoll und in einer heutigen Ernährung bei fast 100 Prozent aller Menschen in Deutschland unverzichtbar. Die Zufuhr von Einzelstoffen wie Vitaminen, Mineralstoffen und dgl. bleibt normalerweise Stückwerk und löst nicht die wesentlichen Probleme.

DER DRITTE TEIL DES WEGES

Den vielfältigen Nahrungsmittel-Unverträglichkeiten bzw. –Allergien möchte ich ein Extra-Kapitel widmen. Es ist zu wichtig geworden und wird in der gängigen Medizin völlig unterbewertet. Wir sehen, dass bei uns in Klinik und Praxis ca. 999

von 1.000 Patienten mit derartigen Problemen belastet sind. Wenn man solche Störungen nicht findet, dann kann sich die Gesundheit oft nicht wieder einstellen. Zwei Beispiele sollen das unterstreichen:

1)

Ein dreißigjähriger Mann kommt mit einer Schuppenflechte am ganzen Körper (sog. generalisierte Psoriasis) in die Praxis. Die Krankheit trat mit 23 Jahren auf, sein Vater hatte sie ebenfalls. In der Schulmedizin gilt die Schuppenflechte als Erbkrankheit, die deshalb ständig bleibt und nur gelindert, nicht ausgeheilt werden kann. Sie ist zwar nicht lebensgefährlich, aber sehr unangenehm, weil der Betroffene am Abend beim Ausziehen den ganzen Fußboden um sich herum mit Schuppen bedeckt. Er muss also am Abend den Fußboden wieder fegen, damit die Schuppen nicht liegen bleiben. Und das jeden Abend. Viele Ehen zerbrechen an diesem Problem, weil der Partner auf Dauer die Krankheit nicht aushält.

Wir haben bei dem jungen Mann neben einer allgemeinen Entgiftungstherapie einen Allergietest auf Nahrungsmittel durchgeführt und auch eine Vielzahl gängiger Nahrungsmittel wie Weizen, Zucker, Milch, Zitrone, Hefe usw. gefunden. Er hat diese Nahrungsmittel streng gemieden. Trotzdem trat innerhalb von drei Wochen keine Besserung ein. Wir führten einen zweiten Allergietest mit einer anderen Methode durch und fanden zusätzlich noch einige Nahrungsmittel, die bei dem ersten Test nicht gefunden worden waren. Auch diese wurden dann total gemieden. Trotzdem war nach weiteren drei Wochen überhaupt keine Besserung der Haut eingetreten.

In der 7. Woche kam der Patient plötzlich und sagte, er habe die Lösung für sein Problem gefunden. Wir waren natürlich sehr überrascht. Aber er hatte Recht. Er hatte in seinen zusätzlich eingenommenen Vitamintabletten einen Stoff gefunden, der bei ihm allergisch wirkte und den er in seiner ganzen neuen Ernährung auch gemieden hatte. Nur in seinen Vitamintabletten hatte er ihn nicht vermutet. Als er ihn dort plötzlich entdeckt hatte, nahm er von dem Tage an seine Tabletten nicht mehr. Innerhalb von wenigen Tagen besserte sich seine Haut.

Ein Jahr später war er wieder in der Praxis. Seine Haut war zu 99 Prozent frei von der Schuppenflechte. An den früher erkrankten Stellen war aber die Haut weiß, also pigmentfrei geblieben. Er vertrug jetzt auch wieder Weizenbrötchen. Aber nur ein Brötchen pro Woche. Wenn er mehr Weizen aß, dann kamen die Hautbeschwerden wieder.

Die Erklärung:

Dieser Patient reagierte hochgradig allergisch auf eine Vielzahl von Nahrungsmitteln. Seine Krankheit war keine Erbkrankheit, aber er hatte eine ererbte Anlage, bei entsprechender Belastung die Schuppenflechte zu entwickeln. Deswegen war er auch 23 Jahre beschwerdefrei geblieben, weil die Belastungen noch nicht hoch genug waren. Eines Tages war das Fass voll und lief über – die Schuppenflechte brach aus. Da er über die kausalen Zusammenhänge natürlich nichts wusste, konnte er auch die auslösenden Faktoren, die entsprechenden Nahrungsmittel, nicht meiden. Jedes dieser Nahrungsmittel war ein Teilauslöser der Schuppenflechte. Erst die Beseitigung aller Faktoren brachte den Durchbruch. Es fehlte zum Schluss nur noch ein Stoff, der in Kleinstmengen in Vitamintabletten enthalten war, um die ganze Krankheit zu blockieren und eine Ausheilung zu verhindern. Als dieser letzte Stoff auch gemieden wurde, konnte die Krankheit weitgehend ausheilen. Trotzdem muss dieser Patient bei seiner weiteren Ernährung sehr vorsichtig sein, weil sonst die Schuppenflechte mit Sicherheit wiederkommen wird.

Ähnliche Erfahrungen haben wir mit einer Vielzahl anderer Schuppenflechte-Patienten immer wieder gemacht.

2)

Bei dem zweiten Fall handelt es sich um eine 70-jährige Bäuerin, die über diverse Beschwerden berichtete und deswegen einen Nahrungsmittel-Allergietest machen ließ. Dieser erfolgt bei uns mit einem Bioresonanzgerät, dauert 30 Minuten und kostet ca. 30 Euro. Er ist also verhältnismäßig billig, da sonst für viele Allergietests Kosten zwischen 150 und 500 Euro anfallen.

Die Patientin hielt sich strikt an diesen Test, obwohl sie völlig auf ihre geliebten Kartoffeln verzichten musste. Aber nach fünf Wochen strenger, allergiefreier Ernährung war ein erstaunliches Ergebnis eingetreten. Die Patientin hatte keine Ödeme in den Beinen mehr (Wasseransammlungen). Deswegen hatte sie schon seit Jahren Diuretika, also wasserausschwemmende Medikamente, genommen. Ihre Knieschmerzen waren völlig verschwunden, genauso wie die sehr lästigen Bauchbeschwerden. Und vor allem ihre Blasenschwäche hatte sich weitgehend gebessert. Bei einer 70-jährigen Frau ist gerade die Blasenschwäche sehr therapieresistent.

Deswegen war dieses Ergebnis überraschend und völlig unerwartet. Auch zwei Jahre später hielt diese Besserung noch an.

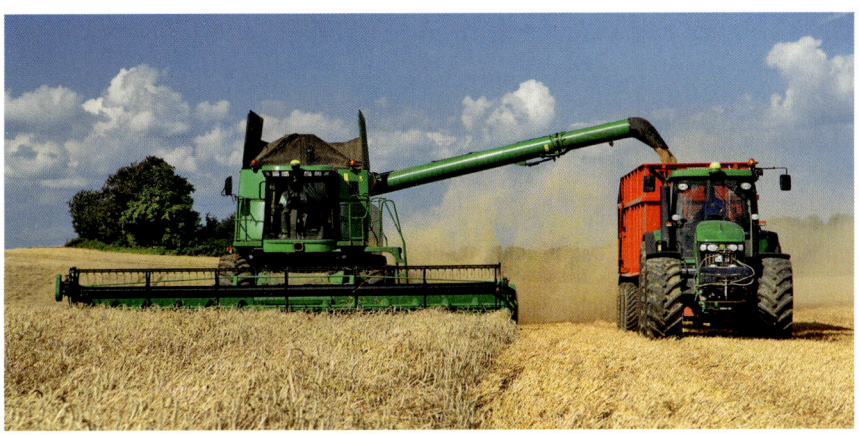

Abb. 18: Neue Getreidearten und neue Anbauverfahren haben den Ertrag landwirtschaftlicher Produkte enorm gesteigert. Foto: fotolia Wolfgang Jargstorff

An diesen Beispielen, die durch viele andere ergänzt werden können, zeigt sich, dass durch Nahrungsmittel eine Vielzahl sonst völlig unerklärlicher Beschwerden ausgelöst werden können. Ein derartiger Test, der allerdings auch zuverlässig sein muss, ist in der heutigen Medizin unbedingt erforderlich. Leider hat die Schulmedizin dafür kein Interesse und lehnt unsere naturheilkundlichen Testverfahren völlig ab, ohne dass sie etwas Vergleichbares anzubieten hätte. Deswegen ist sie auch bei vielen Erkrankungen so erfolglos.

Es stellt sich jetzt die Frage, warum die Nahrungsmittel-Allergien und -Unverträglichkeiten so wichtig geworden sind. Das hängt mit einer Vielzahl von Veränderungen in unserer Nahrungsmittelproduktion, der Verarbeitung und der Lagerung zusammen.

Gehen wir im Einzelnen vor. Es werden heute in der Landwirtschaft bei gleicher Fläche aufgrund moderner Verfahren viel mehr Nahrungsmittel erzeugt als vor 50 Jahren. Die Erträge für Weizen, Kartoffeln und andere Grundnahrungsmittel haben sich deutlich steigern lassen. Dies ist auf die Einführung anderer Sorten und verstärkter Düngung zurückzuführen.

Dabei hat man im Wesentlichen Wert gelegt auf die Ertragssteigerung und weniger auf die Gesundheit der Verbraucher. Denn die besseren Erträge sind sowohl auf die Düngemaßnahmen, im wesentlichen Kunstdünger, sowie auf den Einsatz sog. Pflanzenschutzmittel, hauptsächlich Insektizide, Pestizide, Fungizide, zurückzuführen. Dabei steht das Wort „Cid" für Tod, wie beim Suicid, dem Selbstmord. Wir behandeln also die Pflanzen, von denen wir leben wollen, mit todbringenden Substanzen. Diese sollen zwar in geringen Mengen für den Menschen unschädlich sein. In der Gesamtmenge sind sie aber schon stark belastend und schädigen unsere Atemketten, wie ich es später in dem Kapitel „Der sechste Teil des Weges" schildern werde.

In den Tageszeitungen vom 18.11.2011 (z. B. Fuldaer Zeitung oder Die Welt, Lit. 19) wurde von Untersuchungen des Landes Nordrhein-Westfalen berichtet, in denen die Belastung der Masthähnchen mit Antibiotika geprüft wurde. In 96 Prozent dieser Hähnchen, die alle in den Nahrungskreislauf gelangen und von uns auch gegessen werden, waren Antibiotika gefunden worden. Seit Jahrzehnten beobachtet man die Therapieresistenz der Menschen gegen viele gängige Antibiotika.

So wundert es nicht, dass u. a. über Hähnchenfleisch derartige Resistenzen entstehen. In vielen Krankenhäusern gibt es inzwischen nicht ausrottbare Bakterienkeime, durch welche eine Menge Patienten zusätzlich infiziert wird, von denen auch einige sterben oder irreversible Schäden erleiden. Auch auf diese Weise können Allergien erzeugt werden. Die neuen Weizensorten wurden erst in den letzten vier Jahrzehnten gezüchtet. Sie enthalten mehr Stärke als die früheren Sorten und sind deswegen zum Brotbacken besser geeignet. Seit ebenfalls vier Jahrzehnten beobachten wir eine erhebliche Zunahme an Nahrungsmittel-Allergien, bei denen in ca. 90 Prozent Weizen als starkes Allergen gefunden wird. Viele unserer Patienten, die bei uns kein Weißbrot vertragen, können derartiges Brot in Kroatien oder Griechenland essen. Dort werden vermutlich noch alte Weizensorten verwandt. Genauso war es in der DDR. Bis zur Wende 1989 gab es dort nur wenige Allergien auf Nahrungsmittel, auch nicht auf Weizen. Innerhalb weniger Jahre wurden diese Allergien häufiger, sodass es jetzt genau so viele Allergiekranke in den neuen wie in den alten Bundesländern gibt.

Tomaten werden in Deutschland zu etwa 95 Prozent eingeführt. Diese To-

maten stammen zum überwiegenden Teil aus Spanien, wo sie nicht etwa an der Sonne reifen, sondern in Gewächshaus-Plantagen. Dort werden sie auf Steinwolle mit Düngelösungen innerhalb kurzer Zeit gezogen, sodass im Jahr drei- bis viermal geerntet werden kann. Diese Tomaten erhalten nie Sonnenlicht. Sie werden zusätzlich grün gepflückt, damit sie sich lange genug halten, und später

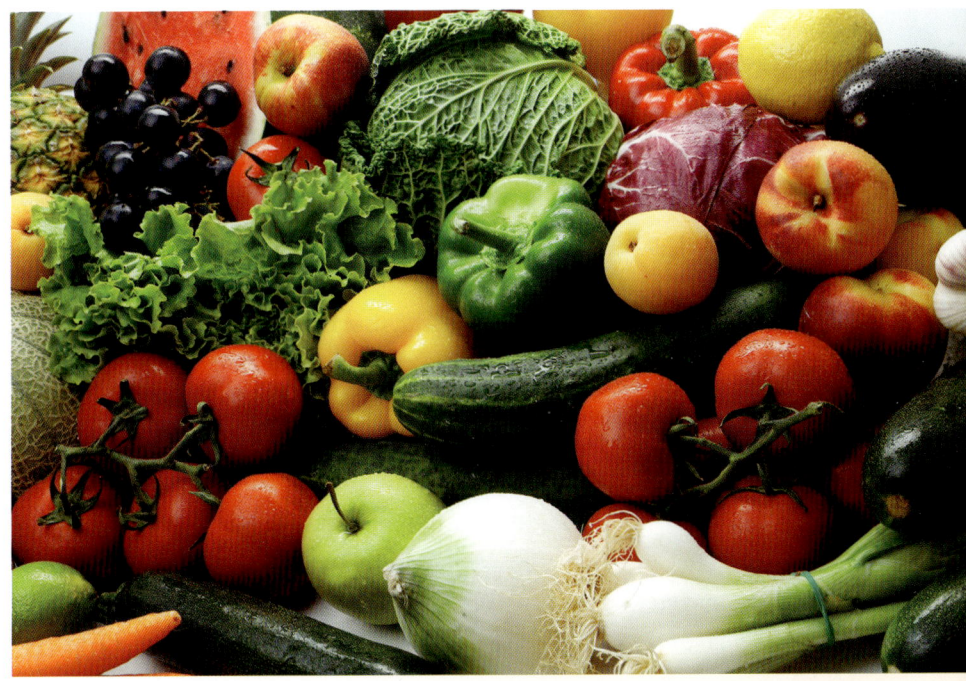

Abb. 19: Obst und Gemüse gibt es heute das ganze Jahr über. Um die Nachfrage zu befriedigen, werden große Mengen in Gewächshäusern industriell produziert. Foto: fotolia Tomo Jesenicnik

künstlich gereift. Es werden auch nur Sorten mit harter Schale gezogen, damit die Früchte nicht auf dem Transport platzen. Der Geschmack und die wichtigen Gehaltsstoffe wie Lycopin, Vitamine, sekundäre Pflanzenstoffe u. a. spielen eine untergeordnete Rolle. Viel wichtiger sind das Aussehen und die Transportfähigkeit.

Äpfel dürfen laut EU-Recht bis zu fünf, Bananen bis zu drei Jahren gelagert werden. Sie werden unreif geerntet, in speziellen Lagern, z. B. stillgelegten Bergwerken, bei niedrigen Temperaturen, etwa +2° C, weitgehend unter Sauerstoffabschluss eingelagert, evtl. gewachst, und auf diese Weise konserviert. Natürlich verändern sich durch die Lagerung auch die Inhaltsstoffe. Vermutlich wird vermehrt Histamin erzeugt, ein Stoff, der in vielen Nahrungsmitteln bei langer Lagerung vermehrt auftritt und der Allergien auslöst. Zumindest haben wir beobachtet, dass die Menschen zunehmend weniger Bananen vertragen und dass die Allergiehäufigkeit auf Bananen und Äpfel stark angestiegen ist.

Später werden die auf diese Weise eingelagerten Früchte, auch Tomaten, Gurken, Kiwi u. a., nach Bedarf aus den Lagern geholt, mit speziellen Methoden nachgereift und in den Lebensmittel-Abteilungen der Kaufhäuser oder den Supermärkten angeboten. Äußerlich sehen sie wie frisch gepflückte, ausgereifte Früchte aus. Nur vom Inhalt her sind sie völlig anders und vermutlich dadurch Verursacher von Nahrungsmittel-Allergien.

Man kann davon ausgehen, dass die große Zahl der Erkrankungen auf diese Weise entstanden ist. In der Schulmedizin werden sie nicht erkannt, deswegen auch nicht ernst genommen. Eine Therapie gibt es darum auch nicht, sodass viele Patienten jahre- und jahrzehntelang mit ihren Beschwerden von Arzt zu Arzt wandern und letztlich als Querulanten oder psychosomatisch Kranke abgestempelt werden. Dabei sind Untersuchung und Therapie sehr einfach und kostengünstig.

DER VIERTE TEIL DES WEGES

Über die Vorteile eines Ausdauersports wie Nordic Walking habe ich bereits einige Seiten vorher schon geschrieben. Ein Ausdauersport ist sehr wichtig. Das kann Schwimmen sein, Rudern, Radfahren, Wandern, Tischtennis, Laufen, Golf oder irgendeine andere Sportart. Wichtig ist nur, dass der Körper immer wieder gefordert wird, nicht nur bis zum ersten Schweißausbruch, sondern immer wieder bis an die Belastungsgrenze.

Viele fragen sich, ob das nicht gefährlich ist, weil sie immer wieder von Menschen hören oder lesen, die bei einem Ausdauersport plötzlich gestorben sind. Das ist richtig und passiert immer wieder einmal. Es ist aber relativ selten. Viel mehr Menschen sterben bei Verkehrsunfällen, bei Hausunfällen, im Schlaf, manche auch bei der Gartenarbeit. Wollen wir deswegen auf das Autofahren, die Haus- und Gartenarbeit oder das Schlafen in unserem Bett verzichten? Sicherlich nicht.

Der Ausdauersport hat immense Vorteile, die gar nicht alle aufgezählt werden können:

⇒ Man fördert durch die Belastung den Abbau von Übergewicht, das bei der heutigen Ernährung viel zu leicht entsteht. Übergewicht führt bekanntlich leicht zu Diabetes, einer der Zivilisationsseuchen der heutigen Zeit.

⇒ Man benutzt die Muskulatur, die durch Nichtgebrauch immer mehr abgebaut wird. Die Muskeln verbrennen im Schlaf viele Kalorien, senken den Insulinspiegel, vermindern die Gefahr, an Diabetes zu erkranken, vermindern die Entzündungsbereitschaft und vieles andere mehr.

⇒ Es ist bekannt, dass Ausdauersportler weniger an Krebs erkranken bzw. mit einer Krebserkrankung besser leben können, weil über die Stoffwechselaktivierung das Immunsystem, der Abbau von Entzündungsstoffen und viele andere wichtige Gesundheitsfaktoren angeregt werden.

⇒ Man verbessert die Durchblutung, da aufgrund der Anstrengung viel mehr Blut durch die Muskeln gepumpt werden muss. Davon profitieren auch Finger und Zehen, die durch Ausdauersport normalerweise warm werden. Aber auch alle anderen Organe werden besser durchblutet.

⇒ Diese verbesserte Durchblutung macht sich besonders am Herzen und an den feinen Blutgefäßen, den Kapillaren, bemerkbar. Abgesehen von der verbesserten Herzleistung werden in den Blutgefäßen Ablagerungen abgebaut und damit die mit Recht gefürchtete Arteriosklerose, die Gefäßverkalkung, vermindert. Dadurch ist die Gefahr, einen Herzinfarkt oder einen Schlaganfall zu bekommen, nach Angaben in der wissenschaftlichen Literatur, deutlich geringer.

⇒ Die Verdauungstätigkeit wird angeregt, weil man immer eine Tiefenatmung braucht. Dabei wird das Zwerchfell und mit ihm der Dünndarm nach unten gedrückt. Bei der Ausatmung schnellen Zwerchfell und Dünndarm automatisch nach oben. Es entsteht so eine sehr wirkungsvolle Darmgymnastik. Häufig muss man bei oder nach dem Sport auf eine Toilette.

⇒ Bei längeren Ausdauerleistungen werden sog. Endorphine gebildet. Das sind morphium-ähnliche körpereigene Stoffe, die sich positiv auf Schmerzen und Stimmung auswirken und das vegetative Nervensystem günstig beeinflussen.

⇒ Die verbesserte Kopfdurchblutung wirkt sich auf die Gehirnzellen positiv aus. Das Denken bleibt trotz zunehmenden Alters auf einem besseren Stand. Es wird sogar eine Intelligenzsteigerung beschrieben.

⇒ Die Ausscheidung von schädlichen Stoffen über die Haut wird gefördert. Der Schweiß enthält häufig eine Vielzahl von Schadstoffen, die auf diesem Wege leicht entsorgt werden können.

⇒ Das Lymphsystem, das den ständig anfallenden Zellmüll des Körpers transportiert, wird intensiv angeregt. Dadurch werden die sog. Schlacken frühzeitig ausgeschieden, die sonst das Bindegewebe und den Stoffwechsel stark belasten. Der Sport, besonders der Ausdauersport, ist also ein wichtiger Reinigungsfaktor (ähnlich der Müllabfuhr).

⇒ Die Gelenke werden besser erhalten. Der Gelenkknorpel wird nämlich durch die Knochen und durch die Gelenkflüssigkeit ernährt, die bei jeder ausreichenden Gelenkbewegung in den Knorpel gedrückt wird.

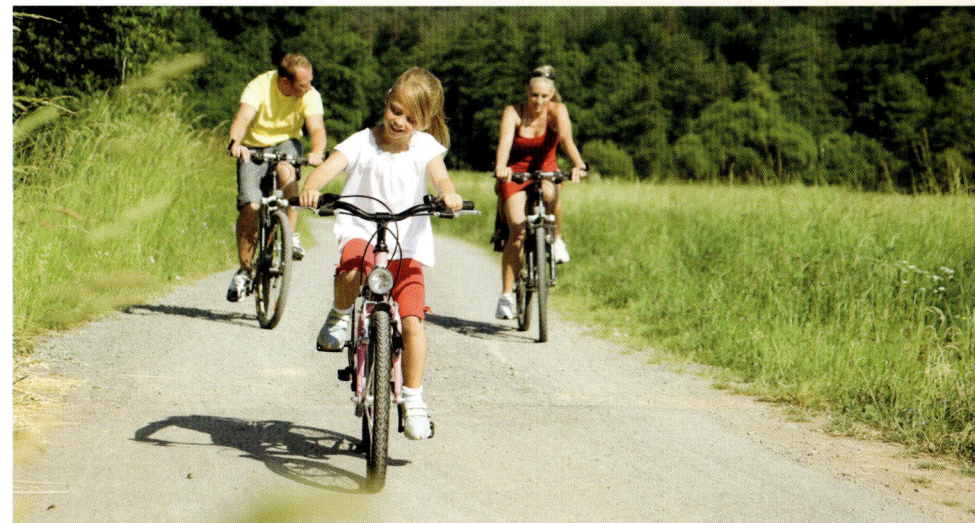

Abb. 20: Wichtig ist der Spaß am Bewegen von klein auf. Foto: fotolia Kzenon

Eine Gelenkschonung ist deswegen häufig falsch, weil dann der Knorpel weniger ernährt werden kann. Knochen und Gelenkflüssigkeit werden verbessert, wenn der Stoffwechsel in Ordnung ist. Darauf müssen wir vor allem achten.

⇒ Der Stressabbau gelingt viel besser, weil man sich auf andere Dinge konzentriert, den Stoffwechsel anregt, der Hormonhaushalt dabei verändert und die sog. Stresshormone besser abgebaut werden können.

Das sollen erst einmal die wichtigsten Punkte sein, denen man noch eine ganze Menge anderer hinzufügen könnte. Es ist auf jeden Fall wichtig, dass man sich für ausreichende sportliche Aktivitäten entscheidet, wobei die Wahl der Sportart jedem Einzelnen überlassen werden kann. Nur Spaß sollte sie machen, damit man auch konsequent dabei bleibt.

DER FÜNFTE TEIL DES WEGES

Wir brauchen einen guten Schlaf, damit wir uns nachts möglichst vollständig regenerieren können. Die Müdigkeit hängt vermutlich damit zusammen, dass sich in vielen Zellen am Tage Stoffwechsel-Abfallprodukte angesammelt haben, die nicht richtig ausgeschieden werden konnten. Dadurch werden die Zellen mit der Zeit in ihrer Arbeit behindert. In der Nacht können sie sich erholen, weil erstens die Aktivitäten weitgehend wegfallen und zweitens die Leber als Hauptentgiftungsorgan ein Maximum an Arbeit leistet.

Gemäß der chinesischen Akupunkturlehre entfaltet die Leber ihre Maximaltätigkeit morgens zwischen ein und drei Uhr, also mitten in der Nacht, zur Zeit unseres tiefsten Schlafes. Auch in der westlichen Medizin wurde dieser Zeitraum als besonders wichtig entdeckt, weil gegen zwei Uhr nachts die sog. vegetative Gesamtstoffwechsel-Umschaltung stattfindet. Auch der Hormonhaushalt verändert sich. Morgens werden die

DIE ORGANZEITUHR

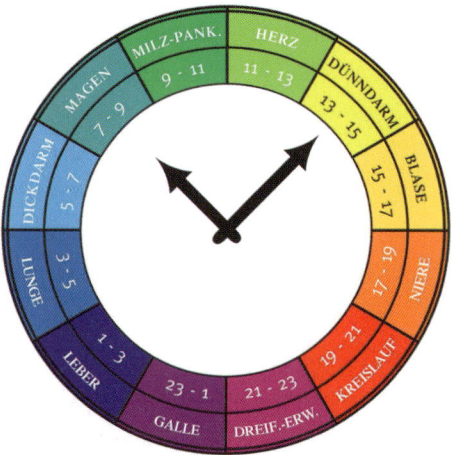

Abb. 21: Die Organzeituhr zeigt genau, wann unsere Organe Ruhepausen brauchen. Abb. Haug-Verlag/Schlosspark-Klinik Gersfeld

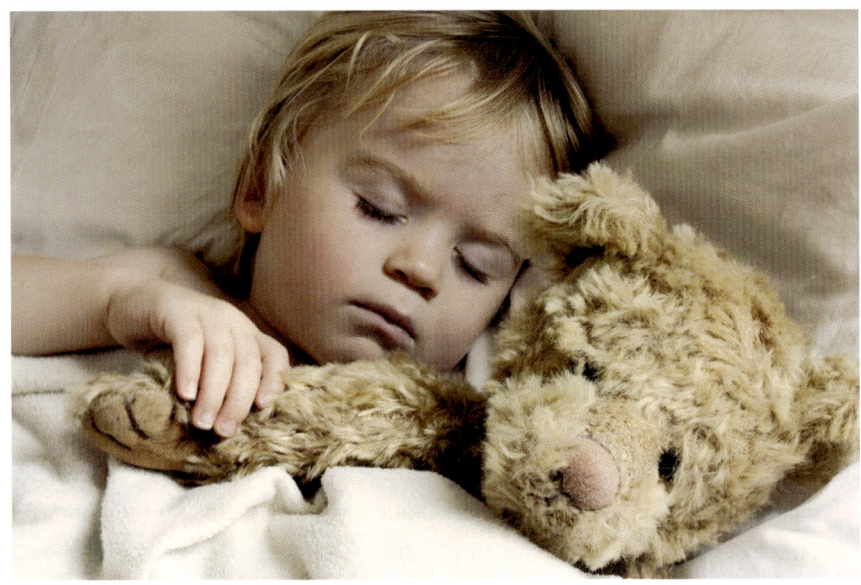

Abb. 22: Kinder regenerieren sich im Schlaf, sie schlafen tief und fest. Erwachsene hingegen leiden oft an Schlafstörungen. Foto: fotolia barneyboogles

Sexualhormone sowie das Cortison am stärksten ausgeschüttet. Deshalb wird in der Medizin Cortison morgens nach dem Frühstück eingesetzt, da dann die Wirkung besser und die Nebenwirkungen geringer sind.

Der Schlaf ist für uns also besonders wichtig, damit wir ausgeruht den neuen Tag beginnen können. Deswegen sollten sowohl der Schlafraum als auch das Bett, die Matratze, das Bettzeug und die Schlafbekleidung gut ausgesucht werden. Auf diesem Gebiet werden z.Zt. durch die entsprechenden Kaufhäuser viele Neuheiten angeboten, die teilweise durchaus berechtigt sind und eine Verbesserung des Schlafes gewährleisten.

Nur sehr wenig beachtet werden allerdings bisher die sog. Geopathie und der Elektro-Smog. Beide sind wichtige Faktoren für Schlafstörungen. Ich bin in meinem schon wiederholt erwähnten Buch „Naturheilkunde für Jeden" recht ausführlich darauf eingegangen, besonders auf die Geopathie. Dabei handelt es sich meist um unterirdisch fließende Wasserströme, die aufgrund der Reibung des Wassers am Gestein ultrafeine elektrische Wellen erzeugen, die bisher anscheinend nicht mit technischen Messgeräten zu finden sind. Deshalb ist man bei der Suche auf Rutengänger angewiesen, die allerdings relativ häufig bei ihren Untersuchungen Fehler machen. Insofern braucht man immer einen zuverlässigen Untersucher vor Ort. Denn eine Schlafplatzumstellung ist selten zu umgehen. Ein Beispiel aus der Praxis: Eine Mutter kam mit einem vierjährigen Jungen. Sie berichtete, dass das Kind den ganzen Tag schlecht gelaunt ist, weint, über Bauchschmerzen klagt, nicht richtig isst, schlecht schläft, nachts gelegentlich einnässt und völlig unleidlich ist. Mit zwei Jahren war der Kleine wegen Bauchschmerzen bereits zweimal im Krankenhaus, wobei einmal eine Darmspiegelung durchgeführt wurde, ohne dass eine Ursache für die Bauchbeschwerden gefunden werden konnte. Er war auch deutlich kleiner, als es sonst einem Vierjährigen entspricht, und sah krank aus.

Von der wenig älteren Schwester berichtete die Mutter, dass sie ganz normal sei, fröhlich, lebendig, mit gutem Appetit und gutem Schlaf.

Während der Untersuchung konnte mittels einer einfachen Methode festgestellt werden, dass das kranke Kind auf einem gestörten Schlafplatz lag. Es konnte dabei auch ein anderer guter Schlafplatz im gleichen Zimmer herausgefunden werden. Ich vereinbarte mit der Mutter, dass das Kind bereits am gleichen Abend auf dem zweiten guten Schlafplatz liegen sollte. Dann führten wir noch einen Allergietest auf Nahrungsmittelunverträglichkeiten durch, weil das Kind immer Bauchschmerzen hatte. Wir baten die Mutter, streng die unverträglichen Nahrungsmittel zu meiden, und gaben als Letztes noch Bachblüten für das seelische Gleichgewicht des Kindes.

Nach vier Wochen stellte sich die Mutter mit ihrem Kind wieder vor und berichtete, dass der Junge wie ausgewechselt sei. Er habe Appetit, schlafe gut, habe keine Bauchschmerzen mehr, sei fröhlich, singe,

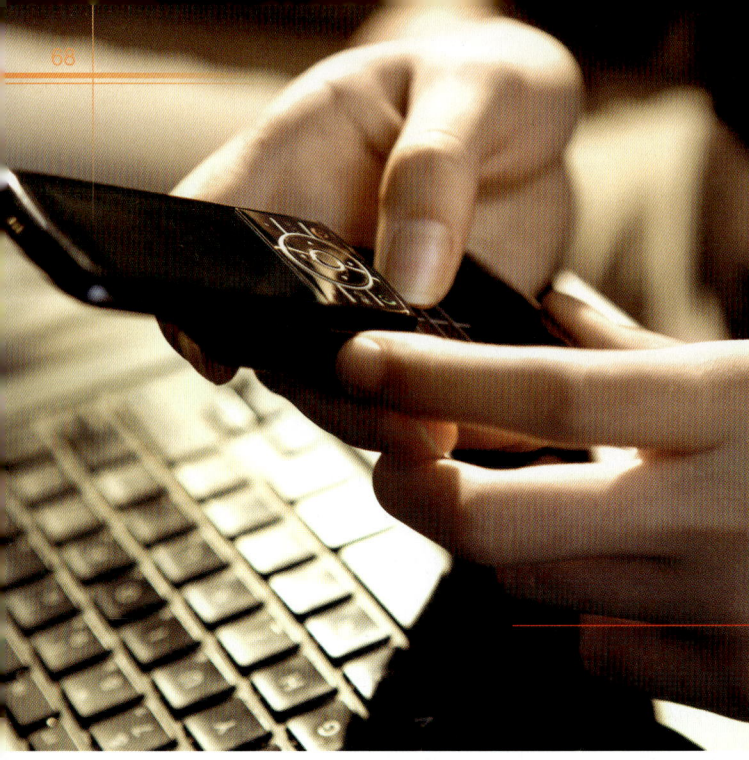

Abb. 23: Handys, W-LAN und Co belasten uns zunehmend. Foto: fotolia iofoto

spiele und tanze den ganzen Tag und sei ein ganz normales Kind wie die ältere Schwester geworden. Hier war die wichtigste Veränderung sicherlich die Schlafplatzumstellung gewesen. Dadurch konnten vermutlich alle weiteren Störungen schnell beseitigt werden.

Dieses Beispiel soll nur zeigen, welch bedeutenden Einfluss ein gestörter Schlafplatz auf das Befinden vieler Menschen haben kann. Wir haben festgestellt, dass bei unseren Patien-

ten in Praxis und Klinik ca. 60 Prozent zu Beginn der Behandlung auf einem derartig gestörten Platz liegen. Wir legen allergrößten Wert darauf, dass das Bett nachts auf einem ungestörten Platz steht, auch wenn es zum Schlafen auf Rollen in die Mitte des Zimmers gerollt werden muss. Denn wir wissen, dass ein Mensch auf einem geopathisch belasteten Platz nicht gesund werden kann, auch wenn er sich viel behandeln lässt und versucht, so gesund wie möglich zu leben.

Ähnlich, aber seltener so dramatisch, verhält es sich mit Belastungen durch elektrischen Strom. Allerdings nehmen die elektrischen Belastungen durch Handys, Verstärker, W-LAN, Mobiltelefone, Sendemasten und die generelle Elektrifizierung ständig zu, sodass es inzwischen auch das Krankheitsbild der „Elektrosensibilität" gibt, das nicht einfach zu behandeln ist.

Denn man kann zwar den Strom im eigenen Haus, eventuell auch in der eigenen Wohnung, einigermaßen unter Kontrolle halten. Aber gegen die Strombelastung durch die Handys und Mobiltelefone der Nachbarn, durch Verstärker in der Nachbarschaft und viele andere Stromquellen sind wir relativ machtlos. Ein guter Untersucher findet derartige Belastungen und kann uns entsprechend sorgfältig beraten. Die Konsequenzen daraus, nämlich Bettumstellung, Netzfreischalter, Abschirmtapeten und viele andere Sicherungsmaßnahmen müssen wir allerdings selbst in die Hand nehmen. Das ist manchmal recht umständlich und kostenintensiv, aber nicht zu vermeiden.

So ist es also notwendig, nicht nur auf das Bett, die Matratze usw. zu achten, sondern auch auf die Störungen aus der Erde und durch elektrischen Strom. Dazu braucht man gute Untersucher, die zuverlässig arbeiten und alle Störungen finden, die dann von uns selbst beseitigt werden müssen. Dann hat man zumindest solide Grundlagen geschaffen für einen guten Schlaf.

Wenn es dann immer noch nicht klappen sollte, muss man nach anderen Hilfen suchen. Diese können ein abendlicher Spaziergang sein, weniger Essen am Abend, weniger Fernsehen, evtl. Bachblüten für den seelischen Ausgleich. Auch gut ausgesuchte homöopathische Mittel können helfen. Unter Umständen kann man leichte pflanzliche Mittel wie Hopfen, Baldrian, Passionsblume und andere einsetzen. Gelegentlich hilft auch Melatonin, das körpereigene Schlafhormon, das es in Deutschland aber nicht zu kaufen gibt. Zusätzlich sollte man sich selbst überprüfen, ob man in einem seelisch ausgeglichenen Zustand ist. Denn auch bei seelischen Konflikten und Belastungen wird der Schlaf oft gestört.

Erst wenn gar nichts anderes hilft, sollte man ein übliches Schlafmittel benutzen, das aber fast immer einige Nebenwirkungen hat. Der Schlaf ist meist nicht so tief und fest wie im Normalzustand. Die lebenswichtigen Tiefschlaf- und Traumphasen sind oft verändert. Deswegen gibt es bei chemischen Schlafmitteln öfter den sog. „hangover", das Gefühl trotz ausreichender Schlafdauer weiter unausgeschlafen zu sein.

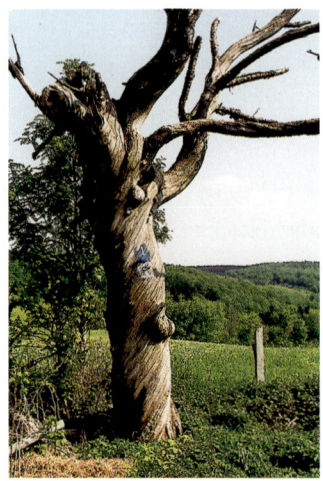

Abb. 24: Der Drehwuchs dieses Baumes zeigt deutlich geopathische Störungen an. Foto: von Rosen

DER SECHSTE TEIL DES WEGES

Wann brauche ich einen Arzt oder medizinische Hilfe? Mit dieser Frage begibt man sich natürlich sehr schnell auf Glatteis. Denn wie soll ein Laie entscheiden, ob eine ärztliche oder medizinische Hilfe notwendig oder überflüssig ist. Da ich aber selbst seit über 40 Jahren Arzt bin und seitdem ständig an der sog. vordersten Front als Allgemeinarzt arbeite, bilde ich mir ein, über genügend Erfahrung zur Beantwortung dieser Frage zu verfügen.

Als Kinder und Jugendliche sind wir, wie ich schon früher schrieb, auf die Führung durch unsere Eltern angewiesen. Mit ca. 16 Jahren fängt die Selbstverantwortung an. Mit ca. 25 Jahren haben wir die volle Selbstverantwortung über alles, was wir tun oder lassen. Wenn wir bis zu diesem Zeitpunkt gesund geblieben sind und auch wissen, wie wir uns weiter gesund erhalten können, dann werden wir Ärzte oder Medikamente nur bei Notfällen oder schweren Krankheiten benötigen. Fast alles können wir nämlich mit etwas Wissen, genügend Vorbeugung und einer einigermaßen sicheren Intuition selbst erledigen.

Fast jedes schulmedizinische Medikament ist mit Nebenwirkungen behaftet. Die mögen am Anfang kaum auffallen. Aber jede Art von Chemie blockiert anscheinend einige unserer Atemketten in den Mitochondrien, die unsere Energieproduzenten sind. Mit jeder blockierten Atemkette produziere ich ein bisschen weniger Energie. Das können wir am Anfang kaum merken, weil wir so viele Atemketten haben. Wir merken aber, dass Kinder viel mehr Energie haben als Erwachsene, obwohl diese körperlich stärker sind und viel mehr Muskelmasse haben. Wir können aber mit den Kindern im Toben und Spielen kaum mithalten. Der Grund dafür liegt in den bereits blockierten Atemketten. Nur merken wir üblicherweise nichts davon, weil wir uns selten bis zur körperlichen Erschöpfung belasten.

Eine Atemkette ähnelt nach unseren derzeitigen Vorstellungen einem Zahnradgetriebe. Das ganze Zahnrad fällt aus, wenn an einer Stelle eine Blockade besteht. Wir haben zwar fast unendlich viele solcher Atemketten, aber sie werden durch sehr viele Faktoren blockiert, z. B. Schwermetalle, Chemie in der Nahrung, viele Gifte, die sich in Dünn- und Dickdarm gebildet haben, Medikamente, Umweltschadstoffe, Abgase, Wir-

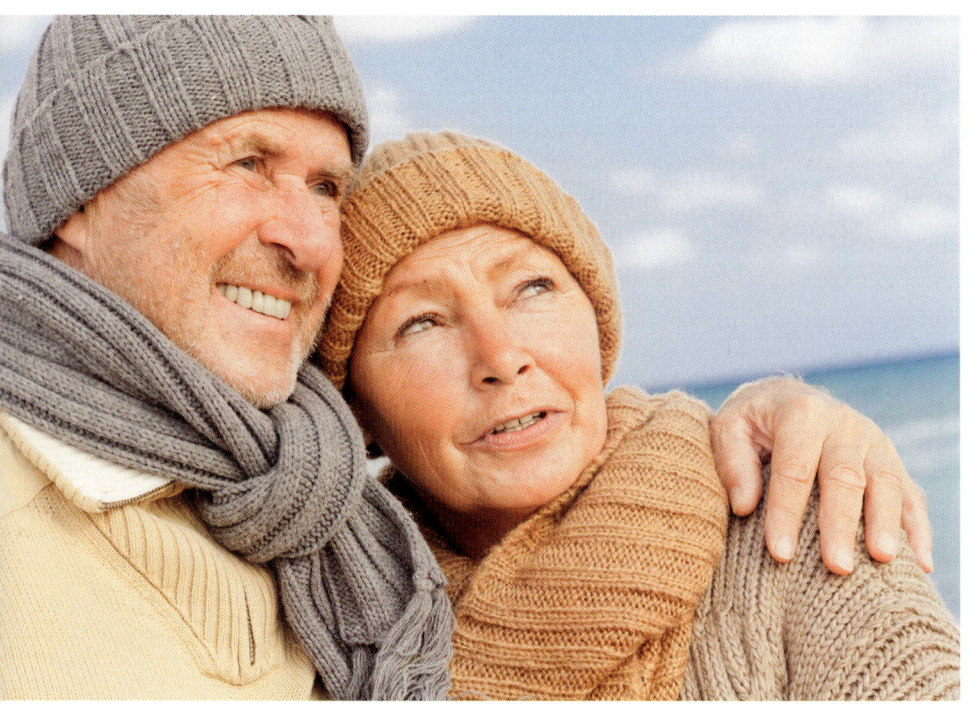

Abb. 25: Körperliche, aber auch geistige Fitness bis ins hohe Alter wünschen sich alle. Aber nur wenige können ihre Gesundheit über die Jahre erhalten. Foto: fotolia detailblick

kung von Wasseradern oder Elektrosmog und vieles andere mehr.

Wir merken anfänglich von diesen Blockaden nichts. Eine gewisse Verminderung unserer Leistungsfähigkeit, z. B. beim Sport, führen wir auf natürliche Alterungsvorgänge zurück. Aber was sind natürliche Alterungsvorgänge?

Kein Mensch kann sie eigentlich vernünftig erklären, auch die Ärzte nicht. Man sagt, dass die Chromosomen in den Zellen im Laufe der Zeit abbrechen und sich verkürzen und dass deshalb unsere Lebensdauer begrenzt sei. Das erklärt aber nicht, dass manche Menschen aus angeblich voller Gesundheit heraus mit 40 oder 50 Jahren sterben und andere mit 100 noch relativ gesund und leistungsfähig sind.

In der Medizin werden viele Theorien und Erklärungsmuster aufgestellt, die sich bei kritischer Beurteilung nicht halten lassen. Zum Beispiel sind die Behauptungen, dass es Krankheiten aufgrund des Alters oder des Wetters gibt, völlig unsinnig. Weder das Alter noch das Wetter machen krank.

Wir sind nur im Alter und bei bestimmten Wetterlagen anfälliger, weil wir im Laufe der Jahre die natürliche Stabilität eingebüßt haben. Das ist aber auf Fehler in unserer Lebensweise zurückzuführen. Es ist allerdings manchmal schwer, diese Fehler zu finden, und noch schwerer, sie abzustellen. Die Ausbildung unserer Ärzte ist z.Zt. fast nur auf die Behandlung und eher wenig auf die Vermeidung von Krankheiten ausgerichtet. Über den Erhalt der Gesundheit ihrer Patienten lernen sie fast nichts. Sie können auch selten feststellen, ob ein Patient noch völlig gesund oder schon ein klein bisschen krank ist. Denn aus den kleinen Störungen entwickeln sich allmählich Krankheiten.

Die schweren Krankheiten entwickeln sich meist erst viel später, nämlich nach derzeitiger Ansicht erst dann, wenn ca. 70 Prozent der Atemketten, also unserer Energielieferanten, blockiert sind. Das ist eine ganze Menge. Stellen Sie sich vor, 70 Prozent unseres Einkommens wären blockiert, weil wir Schulden abzuzahlen haben.

Es wäre eine Katastrophe und mit den restlichen 30 Prozent könnten wir vermutlich kaum existieren.

Das Gleiche spielt sich bei uns im Körper ab. Nur merken wir relativ wenig davon. Wir lassen uns weiter von den Ärzten behandeln, den Blutdruck, die Infektion, den Diabetes, die dauernden Schmerzen usw. Fleißig schlucken wir Tabletten, in der Hoffnung, dass wir die Krankheit hinter uns lassen. Die Krankheit aber bleibt im Allgemeinen. Die Beschwerden werden meistens besser. Aber die Krankheit bleibt. Wir schlucken weiter unsere Tabletten und merken gar nicht, dass jede Tablette einige Atemketten blockiert. So rutschen wir ganz allmählich in ein chronisches Krankheitsstadium, das wir nicht mehr verlassen können, wenn wir uns auf die derzeitigen Ärzte verlassen.

Nur wenn wir unser Schicksal selbst in die Hand nehmen und die Verantwortung für alles, was wir tun, und alles, was wir lassen, selber tragen, dann kann sich unsere chronische Krankheit allmählich wieder in eine weitgehende Gesundheit zurückverwandeln. Dazu müssen wir aber viel Geisteskraft, viel Körperkraft, viele Änderungen in unserer Lebensweise und oft auch eine ganze Menge Geld investieren, damit eine derartige Verbesserung unseres Gesundheitszustandes eintreten kann.

DER SIEBTE TEIL DES WEGES

Wenn Sie den bisherigen Teil des Buches aufmerksam gelesen haben, dann ist Ihnen sicherlich aufgefallen, dass der Ausdruck „Blockaden" immer wieder aufgetaucht ist. Wir bezeichnen mit dem Ausdruck „Blockaden" alle Störungen oder Krankheiten, bei denen es mit der Therapie nicht mehr richtig weitergeht und ein chronischer Zustand eingetreten ist. Das können kalte Füße oder Hände sein, ein kaltes Gesäß, immer wiederkehrende Blähungen, eine belegte Zunge und vieles andere mehr. Häufig handelt es sich gar nicht um Krankheiten, sondern um teilweise geringe Störungen, die niemand ernst nimmt. Oder sagt Ihr Hausarzt irgendetwas Wichtiges, wenn Sie ihm von kalten Füßen und einer belegten Zunge berichten?

Ärzte nehmen solche Bagatellen nicht ernst, denn es sind keine Krankheiten, sondern sog. Befindlichkeitsstörungen. Für uns in der Naturheilkunde sind sie aber die Frühzeichen von beginnenden Krankheiten, die vielleicht erst in 20 Jahren zu spüren sind. Trotzdem raten wir zur Behandlung, entsprechend dem alten Sprichwort „Wehret den Anfängen". Denn am Anfang kann man eine solche Störung leichter zuordnen und auch erfolgreich therapieren. Je älter der Mensch wird und je mehr Störungen sich einstellen, desto komplexer wird das Gesamtbild.

Dementsprechend wird auch die Therapie komplexer, teurer und schwieriger. Es geht also darum, frühzeitig zu erkennen, was wichtig bzw. was harmlos ist, damit man die „Weichen richtig stellen kann". Wir zählen zu solchen Blockaden alle Abweichungen von der Idealnorm. In den alten griechischen Statuen, wie der „Venus von Milo" oder „Herakles", sind Menschen in ihrer idealen Körperform dargestellt. Sie haben ein Gleichmaß der Arme und Beine,

eine aufrechte Haltung, ein schön geformtes Gesicht und entsprechen dem früheren und auch dem heutigen Schönheitsideal. Daran können wir uns orientieren.

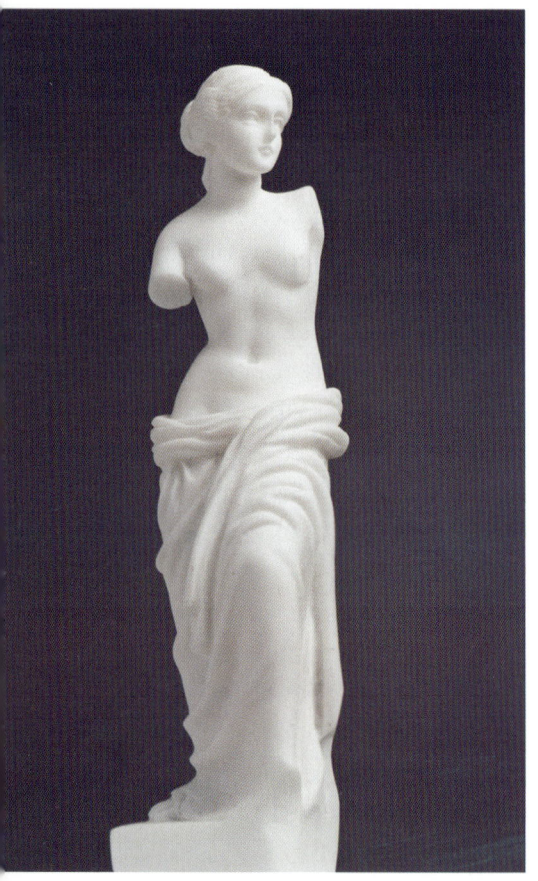

Abb. 26: Die Venus von Milo, Sinnbild für einen perfekt proportionierten Körper. Foto: fotolia serath

Jede Abweichung von der Idealgestalt weist auf eine Blockade im Körper hin. Auch Säuglinge können schon derartige Abweichungen haben, weil sie z. B. in der Schwangerschaft den Organismus der Mutter entgiften helfen. Ganz besonders deutlich wird das bei Kindern, deren Mütter Diabetes oder Schilddrüsenerkrankungen haben oder die Raucherinnen sind. Auch Quecksilber wird von den ungeborenen Kindern gespeichert, um die Mutter zu entlasten. Von anderen Giftstoffen wissen wir bisher zu wenig. Wir wundern uns nur, wenn Säuglinge schon ständig krank sind, z. B. mit Neurodermitis. Dabei ist gerade diese Krankheit das Zeichen einer notwendigen Entgiftung (notwendig = Not wendend). In der alten chinesischen Medizin gilt die Haut als „dritte Niere", über die der Körper entgiftet, wenn die beiden normalen Nieren nicht mehr alles schaffen können. Die Angaben und Bezeichnungen der alten Ärzte sind oft sehr wertvoll.

Den heutigen Ärzten und den meisten Laien erscheint das nicht plausibel. Sie können nicht verstehen, dass die Haut mit einer Krankheit reagiert, nur weil der Mensch zu viel Giftstoffe in sich trägt, im Falle der Neurodermitis oft unverträgliche Nahrungsmittel. Es tritt bei diesen Kindern aber eine ähnliche Reaktion ein wie bei dem jungen Mann mit Schuppenflechte in dem Kapitel „Der dritte Teil des Weges".

Die meisten Blockaden liegen im Bauchraum. Da ich mich hier nicht wiederholen will, verweise ich auf mein Buch „Naturheilkunde für Jeden". Dort ist alles Wesentliche über die Bedeutung von Dünndarm, Bindegewebe und Lymphsystem, über die Entstehung von Giftstoffen, die Ansammlung von Schlacken, die fehlende Ausleitung und die daraus entstehende Krankheitskaskade gründlich beschrieben.

Es hat alles seine Logik, auch die Entstehung von Krankheiten. Man muss nur die Folgerichtigkeit der verschiedenen Körperreaktionen deuten können. Das trifft auch auf die Krebserkrankungen zu.

In dem gleichen Buch wird auch über die Bedeutung der Zähne für den Gesamtorganismus sowie die Zusammenhänge und die Blockaden hingewiesen, die zwischen den Zähnen und der mit ihnen verbundenen Körperorgane bestehen. Das ist besonders wichtig, weil bei den meisten Menschen schon in Kinder- und Jugendjahren erhebliche Zahnschäden auftreten, die nicht nur mit Zucker und Karies, sondern auch mit der wechselseitigen Zahn-Organ-Beziehung zusammenhängen. Wer bewusst gesund bleiben will, muss diese Zusammenhänge verstanden haben und berücksichtigen. Wie weit Impfungen ebenfalls zu Blockaden beitragen, lässt sich bisher nicht sicher sagen. Vermutlich sind sie auch daran beteiligt.

Zumindest finden wir bei fast allen Kindern Impfstoffbelastungen, die wir mit gezielten homöopathischen Medikamenten, sog. Impfnosoden, behandeln. Bis zum Jahre 1950 gab es kaum Impfungen. Die damalige Bevölkerung hat die impffreie Zeit auch überlebt und war gesundheitlich nicht schlechter, m.E. sogar besser dran als die heutige Generation. Aber das kann natürlich auch vielfältige andere Ursachen haben.

In der Homöopathie spricht man von „Miasmen", den ererbten Anlagen durch Erkrankungen der Vorfahren. Diese können auch einige Generationen zurückliegen. In der Bibel steht, dass sich die „Krankheiten der Väter bis ins 3. und 4. Glied fortsetzen". Das entspricht genau den Erfahrungen der Homöopathen und ist in der Miasmen-Lehre beschrieben. Dies zeigt, dass Jahrtausende altes Wissen plötzlich im neuen Gewand wiederentdeckt wird. Also sollte man auch andere alte Überlieferungen genau überprüfen und sie nicht für belanglos halten. Denn unsere Vorfahren waren teilweise hervorragende Beobachter und haben auf diese Weise fantastische Zusammenhänge entdeckt.

Die Akupunktur ist über 2.000 Jahre alt und heute genauso aktuell wie früher. Und die ayurvedische Medizin der alten Inder ist teilweise über 4.000 Jahre alt und wird heute immer noch angewandt. Die moderne Medizin hat auf bestimmten Gebieten außerordentliche Erfolge zu verzeichnen. Bei der Ausheilung chronischer Krankheiten und bei der Erhaltung einer vollständigen Gesundheit wirkt sie aber weitgehend hilflos.

Zum weiteren Verständnis der Blockaden möchte ich hier auch noch einmal auf die verschiedenen Körpertypen eingehen. Diese sind in der Yin-Yang-Lehre der alten Chinesen am einfachsten zu verstehen. Danach gibt es zwei Haupttypen:

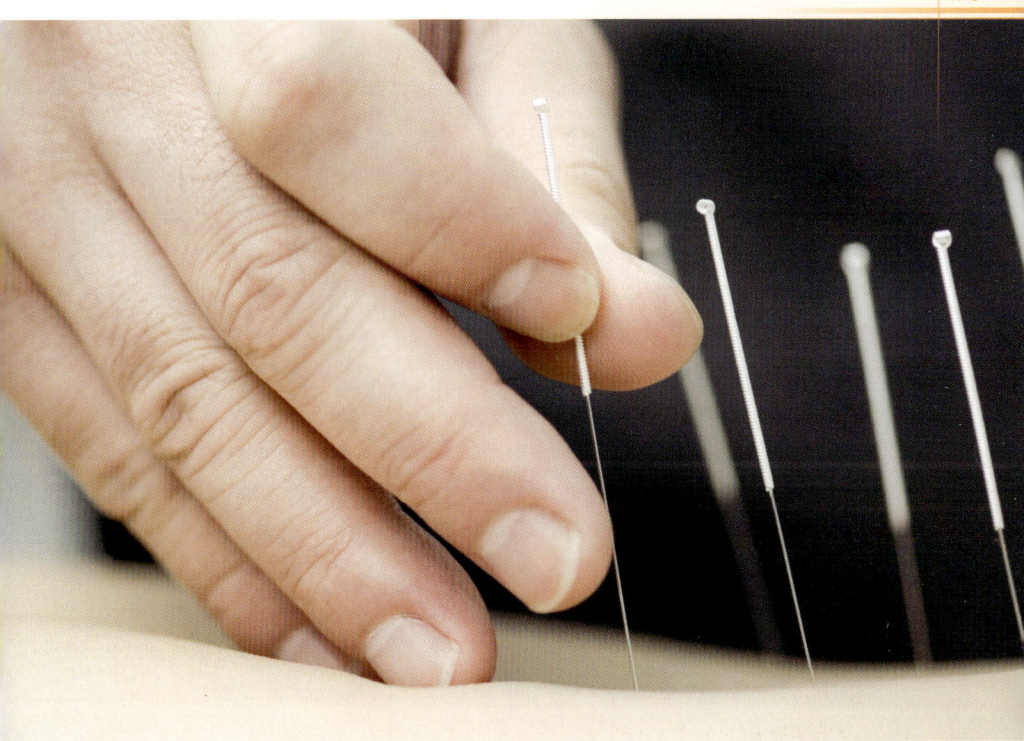

Abb. 27: Akupunktur kann häufig Beschwerden lindern. Foto: fotolia Max Tactic

1) Der ausgeprägte **Yin-Typ** ist schwächlich in seiner Muskulatur und in seiner Verdauungskraft. Er wird nie richtig kräftig und auch nie fett, ist aber häufig untergewichtig. Seine Haltung ist oft leicht gebeugt, er neigt zu kalten Füßen, evtl. auch kalten Händen und einem kalten Gesäß. Er ist oft anfällig für Infekte und friert leicht. Alle diese Schwächen hat er bei der Geburt mitgebracht, vielleicht aufgrund der „Miasmen", vielleicht aufgrund anderer vorgeburtlicher Schäden. Dieser Typ hat aber auch Vorteile neben den offensichtlichen Nachteilen. Er merkt früh, dass er mit seinen Kräften haushalten muss, dass er sich nicht so viel Kraftaufwand leisten kann. Dadurch wird er frühzeitig sehr diszipliniert. Er denkt logisch und analytisch und kann Gefahren oft recht gut abschätzen. Dadurch passt er gut auf und

kann seine Angelegenheiten meist gut regeln. Er ist ein Verstandestyp. Aus diesem Grunde wird er trotz seiner Schwächen oft sehr alt, weil er instinktiv das Meiste richtig macht. Als Sportler ist er gern ein zäher Ausdauersportler, z. B. Marathonläufer.

2) Der Gegensatz zum Yin-Typ ist der **Yang-Typ**. Er ist robust, neigt zum Fettansatz, ist gemütlich, oft bequem und selten diszipliniert. Er ist oft ein guter Kraftsportler, als Leichtathlet ein Sprinter, weil er die entsprechende Muskulatur hat. Er schwitzt leicht, hat schnell einen Bauch, trinkt und isst alles, was ihm schmeckt, oft in großen Mengen. Er ist meistens sehr beliebt, weil er jovial und freundlich und jedem zugetan ist. Er ist ein Gefühlstyp. Ein „Partylöwe" ist fast immer ein Yang-Typ. Er neigt zum Bluthochdruck, Herzinfarkt, Diabetes. Die Gesundheit erhielt er in bester Form als Geschenk bei der Geburt. Deswegen glaubt er, dass sie ihm zeitlebens erhalten bleibt. Er sucht die Ursache von Krankheiten selten bei sich selbst, sondern in den Genen, dem Stress, den äußeren Umständen. Er nimmt anfangs alles leicht, weil ihm auch das Meiste leichtfällt.

So verschwendet er oft einen großen Teil seiner hervorragenden Anlagen und will nicht einsehen, dass er seine Gesundheit in allen Aspekten selbst zu verantworten hat. Im höheren Alter besteht eher die Neigung zur Depression, weil alles nicht mehr so funktioniert, wie es früher einmal war. Er hat nicht richtig gelernt, Selbstdisziplin zu üben.

3) Dazwischen gibt es natürlich noch eine Art Mitteltyp, der von beiden Seiten einen Teil übernommen hat und in vielen Dingen wie Disziplin, Gewicht, Freundlichkeit, Berufsneigung und anderen Bereichen etwa in der Mitte liegt. Er setzt seinen Verstand und sein Gefühl ein. Im Sport sind es häufig die Spieler in den Mannschaftssportarten.

Wir können uns selbst in eine dieser Kategorien einordnen, wobei immer eine Seite, entweder Yin oder Yang, ein Übergewicht hat. Einen Typ 50:50 gibt es nicht, aber einen Typ 51:49 schon, auch wenn er vielleicht selten ist. So gibt es in Bezug auf die Blockaden eine außerordentliche Vielzahl von Ursachen. Diese können sowohl geistig (Charakter), seelisch (Gefühle) als auch körperlich sein. Der gestörte Schlafplatz, Wasseradern und Elektrosmog verstärken zusätzlich die bereits vorhandenen Probleme und bewirken weitere Blockaden, die nur gelöst werden können, wenn die Ursachen gefunden werden.

DER LETZTE TEIL DES WEGES

Allmählich kommen wir zum Ende unseres Gesundheitsmarathons und gleichzeitig noch zu seinem schwierigsten Teil. Wir müssen nämlich lernen, intuitiv zu entscheiden, „aus dem Bauch heraus". Das ist für uns aus der westlichen Zivilisation meistens sehr schwierig, weil wir zu Vernunftentscheidungen erzogen und darauf eingestellt sind. Wir prüfen ein Projekt mit dem Verstand und dann entscheiden wir.

Nehmen wir ein ganz einfaches Beispiel aus der täglichen Medizin. Ein Patient hat eine Lungenentzündung. Der Arzt entscheidet sich für ein Antibiotikum. Das ist sehr vernünftig und eine rationale Entscheidung. Der Arzt weiß aber nicht sicher, ob das von ihm gewählte Medikament bei der Lungenentzündung helfen wird. Er sollte sich also intuitiv für ein Präparat unter den vielen Möglichkeiten entscheiden, das auch wirklich hilft. Und diese Entscheidung sollte richtig

sein, damit der Patient schnell wieder gesund wird. Der Arzt hat aber nur gelernt, nach der Vernunft zu handeln und das Bauchgefühl zu ignorieren. In den meisten Fällen wird er richtig liegen, aber in Einzelfällen liegt er falsch. Dann hilft nämlich nicht das erste Antibiotikum, sondern erst das zweite oder manchmal auch das dritte. Dadurch geht wertvolle Zeit verloren und der Patient kommt vielleicht in Lebensgefahr. Solche Situationen ereignen sich jeden Tag. Es fehlt die letzte Sicherheit in der Entscheidung.

Ein zweites Beispiel soll das Problem aus einer anderen Sicht beleuchten. Heute werden die meisten Lebensgemeinschaften und Ehen nach Gefühl geschlossen. Die Vernunft spielt dabei eine untergeordnete Rolle. Wenn die Ehepartner etwas vernünftiger wären, dann würden sicherlich viel mehr Ehen erhalten bleiben. Für gemeinsame Kinder wäre es oft ein wahrer Segen. Aber über 50 Prozent der Ehen werden geschieden, die meisten in den ersten sieben Ehejahren. In den Generationen vor 150 Jahren wurden viele Ehen nach der Vernunft von den Eltern verabredet nach dem Motto „Gleich und Gleich gesellt sich gern". Diese Ehen haben oft gehalten, auch wenn es sicherlich genauso viele Probleme gab wie in der heutigen Zeit. Die Ehepartner waren möglicherweise etwas vernünftiger, als es die heutige Generation ist, die sich zusammenfindet und auch wieder trennt entsprechend ihrem Bauchgefühl, meist ohne Rücksicht auf eventuell vorhandene Kinder.

Es ist schwer zu lernen, wie man sich auf die eigene Intuition verlassen kann. Aber es ist möglich und es ist dringend notwendig. Ich selbst versuche, eine Rechtsdrehung in meinem rechten Zeigefinger zu spüren, wenn eine Frage mit „Ja" beantwortet werden soll. Ich habe viele Jahre gebraucht, bis sich dieses Empfinden eingestellt hatte. Es ist auch nie 100 Prozent sicher, hat aber eine hohe Trefferquote. Frauen tun sich mit diesem Bauchgefühl etwas leichter. Wir Männer setzen mehr auf Verstand

und Logik. Intuition ist die Entscheidung nach Gefühl. Sie meldet sich oft mit einer ganz leisen Stimme, ähnlich wie das Gewissen. Aber die Stimme ist so leise, dass wir sie in der Hektik des Alltags sehr oft gar nicht hören. Vielleicht wollen wir sie auch nicht hören, weil sie zu einer anderen Entscheidung rät als unsere laute Vernunft. So spüren wir vielleicht manchmal eine leichte Unsicherheit, die wir aber beiseiteschieben, weil sie gerade mal nicht in unser Denkkonzept passt. Wir haben dann die leise Stimme der Intuition überhört, die ja auch nicht immer richtig sein muss.

Denn die Intuition ist abhängig von unserem Unterbewusstsein und das wird in den ersten Lebensjahren geprägt, besonders durch die Liebe und Zuwendung der Eltern und der anderen Kontaktpersonen. Versäumnisse in den ersten Lebensjahren können später nur schwer wieder wettgemacht werden. Deswegen haben wir unsere Eigenarten, die oft gar nicht vernünftig sind. Wir kommen aber nicht dagegen an. Nur wenn wir in späteren Jahren erkennen, dass alle

Fehlentscheidungen und die meisten Probleme in unserem Leben mit unserem ungünstig entwickelten Unterbewusstsein zusammenhängen, dann fangen wir eventuell an, dieses positiv verändern zu wollen. Das ist ein sehr langwieriger und schwieriger Prozess.

Wir beneiden oft andere Menschen, dass sie so frei und fröhlich sind, beliebt bei ihren Mitmenschen, anscheinend problemlos das Leben meistern und angeblich noch zusätzlich viel Glück haben. Diese Menschen haben meist ein ausgeglichenes, unkompliziertes Unterbewusstsein, das ihnen durch die Erziehung in den ersten Lebensjahren geschenkt wurde. Aber das können wir alle später auch noch erreichen. Wir müssen nur unser Schicksal selbst in die Hand nehmen. Fangen wir doch an mit dem von Dr. Shioya in seinem Buch beschriebenen Tiefenatmungs- und Autosuggestionsprogramm (Lit. 9). Wenn wir das konsequent jeden Tag durchführen, dann kommen wir schon weiter.

Dann überprüfen wir unsere Hemmungen. Warum trauen wir uns oft nicht, das auszusprechen, was wir gerade denken? Wir haben vielleicht Angst, dass die anderen sich über uns lustig machen. Das können wir jeden Tag üben. Wir können natürlich auch Kurse besuchen, die meist für viel Geld angeboten werden. Aber auch diese Kurse nützen uns nur, wenn wir selbst unsere inneren Blockaden abbauen. Ein anderer kann das nicht für uns tun. Wir müssen auch den Mut haben, neue Dinge anzufangen, die uns Freude machen, die von vielen anderen aber vielleicht für total unvernünftig gehalten werden.

Wenn dieses Neue unserem inneren Gefühl entspricht, dann wird es auf Dauer vermutlich auch richtig sein. Wir müssen nur konsequent dabei bleiben und dürfen uns nicht durch die Meinung anderer verunsichern lassen.

So gewinnen wir allmählich Vertrauen in unsere Intuition und werden innerlich immer sicherer. Dies macht sich auch bemerkbar bei unserer Haltung zur eigenen Gesundheit. Wir werden mit der Zeit sicherer in unseren Entscheidungen und verlieren die Angst vor der Krankheit. Das ist ein gewaltiger Schritt nach vorn. Natürlich müssen wir alles berücksichtigen, was in den Gesundheitsgesetzen steht. Wir müssen uns abhärten, Ausdauersport treiben, uns sehr gut biologisch ernähren, sinnvolle, biologische Nahrungsergänzungen nehmen, gelegentlich eine Blutuntersuchung machen lassen in Bezug auf Risikofaktoren, Vitamine, Mineralstoffe usw. Wir müssen auf unseren Schlafplatz achten und unser „Bauchgefühl" einschalten.

So werden wir mit der Zeit die Angst vor der Selbstverantwortung verlieren und in unseren Entscheidungen immer sicherer werden.

Natürlich gibt es immer Rückschläge. Das liegt aber nicht an dem bösen Schicksal, sondern an unserer inneren Unsicherheit. Die müssen wir nach und nach vermindern und wissen, dass in uns ungeahnte Kräfte schlummern, die nur geweckt werden wollen. Sie glauben das nicht?

Dann lesen Sie nochmals den Anfang dieses Buches und betrachten die darin geschilderten Vorbilder. Das waren auch keine Menschen, denen an der Wiege das große Glück gesungen wurde. Sondern es waren Menschen mit allen Ängsten und Problemen wie viele andere auch, genauso wie Sie und ich. Aber mit sog. Gottvertrauen, sehr viel Arbeit, ständiger Konzentration auf das Wesentliche und unendlich viel persönlichem Einsatz gegen alle Widerstände haben sie es erreicht, etwas Großartiges für die Menschheit zu schaffen. Es wurde ihnen sicherlich nicht vorausgesagt.

Rückschläge muss man wegstecken als notwendige Unterbrechungen, damit man sich wieder vollständig auf sein Ziel konzentrieren kann. Hier heißt das Ziel: Erhaltung einer möglichst vollkommenen Gesundheit. Das ist realistisch, wenn wir alle „Register ziehen" und uns auf dieses Ziel immer wieder konzentrieren. Andere haben uns das vorgemacht. Warum sollte uns nicht dasselbe gelingen?

DER SCHLUSSAKKORD

Mit diesem Buch möchte ich zeigen, was möglich ist. Wir werden vielleicht nicht alles so erreichen, wie wir uns das optimal wünschen. Aber wir haben uns auf den Weg begeben. Das ist erst einmal das Wichtigste.

Das Zweitwichtigste ist, dass wir uns niemals von unserem Ziel, der optimalen Gesundheit, abbringen lassen sollten. Es gibt so viele Vorbilder. Wir können solche Vorbilder nicht kopieren. Wir können uns aber an ihnen orientieren. Wir haben heute viel mehr Möglichkeiten als frühere Generationen. Wir dürfen uns auch nicht dauernd eine neue Ausrede einfallen lassen, warum wir dieses Ziel nicht erreichen können. Wir neigen dazu. Aber damit gestehen wir uns eine Schwäche ein, die wir nicht beseitigen wollen. Also müssen wir weiter auf unserem Weg suchen.

Kürzlich kam ein Mann erstmalig in meine Praxis wegen einer Bagatelle. Er wollte eine Zweitmeinung hören wegen einer ihm vorgeschlagenen Therapie. Er war 90 Jahre alt, aber voll berufstätig. Er führte drei verschiedene Buchhaltungen und hatte seinen Hof für die Betreuung von 24 schwerst-psychisch Kranken zur Verfügung gestellt, die sonst in der normalen Gesellschaft nicht überlebensfähig wären. Die Betreuung solcher Menschen ist außerordentlich schwierig. Im Krieg hatte man ihm einen Arm abgeschossen.

Er ging kerzengrade und trug ein Jackett sowie eine Krawatte. Bei der Untersuchung ließ er sich von mir nicht helfen. Er legte sich allein auf die Liege, stand auch allein wieder auf, zog sich allein an und legte sich auch mit seiner einen Hand die Krawatte wieder an. Dabei war er immer freundlich, wirkte überhaupt nicht verbittert und nahm sein Leben so, wie es sich gerade ergab. Er hat sicherlich das Beste daraus gemacht.

Von diesem Mann habe ich schon oft erzählt, weil er für mich ein Vorbild an Haltung und an Lebensmeisterung ist. Er hat es in seinem Leben nicht einfach gehabt. Aber er hat eine Geisteshaltung entwickelt, die einfach nachahmenswert ist. Er war mit 90 Jahren fast völlig gesund. Natürlich hat er sich richtig ernährt. Er hat sich sicherlich genügend bewegt. Er hatte auch einen guten Schlafplatz. Aber er hatte vor allem den Willen, nicht aufzugeben und sein Leben zu genießen, soweit es möglich war. Deswegen ließ er sich von mir nicht helfen, weil er weitgehend selbstständig bleiben wollte. Er hat immer gearbeitet und war überhaupt nicht daran interessiert, „in den Ruhestand zu gehen". Er wirkte innerlich ausgeglichen und schien keine negativen Gefühle zu haben. So machte er auf mich den Eindruck eines völlig zufriedenen und aufrechten Menschen.

Wenn wir einem solchen Vorbild begegnen, dann wünschen wir uns, dass alle Menschen so wären. Es gäbe viel weniger Streit, Neid, Gier, Hass, Krieg, Armut, Mord, Verschwendung, Hinterlist und Lüge usw. usw.

Denn der Auslöser aller Fehlentwicklungen ist die Geisteshaltung.

Auch die Krankheiten sind Fehlentwicklungen und entstammen vor allem unserer geistigen Haltung. Das müssen wir verstehen und berücksichtigen. Nur so kann sich Gesundheit wieder entwickeln. Dabei sind die geistig-seelische und die körperliche Ebene nicht voneinander zu trennen. Beide Teile hängen eng miteinander zusammen, wie es die Chinesen mit Yin und Yang dargestellt haben.

Schnell oder langsam, mit Hilfe oder alleine – wichtig ist, dass man ans Ziel kommt!

Wir haben unsere Gesundheit weitgehend selbst in unserer Hand. Wir müssen nur alles richtig machen. Mit Autosuggestion können wir uns selbst geistig stark beeinflussen, z. B.

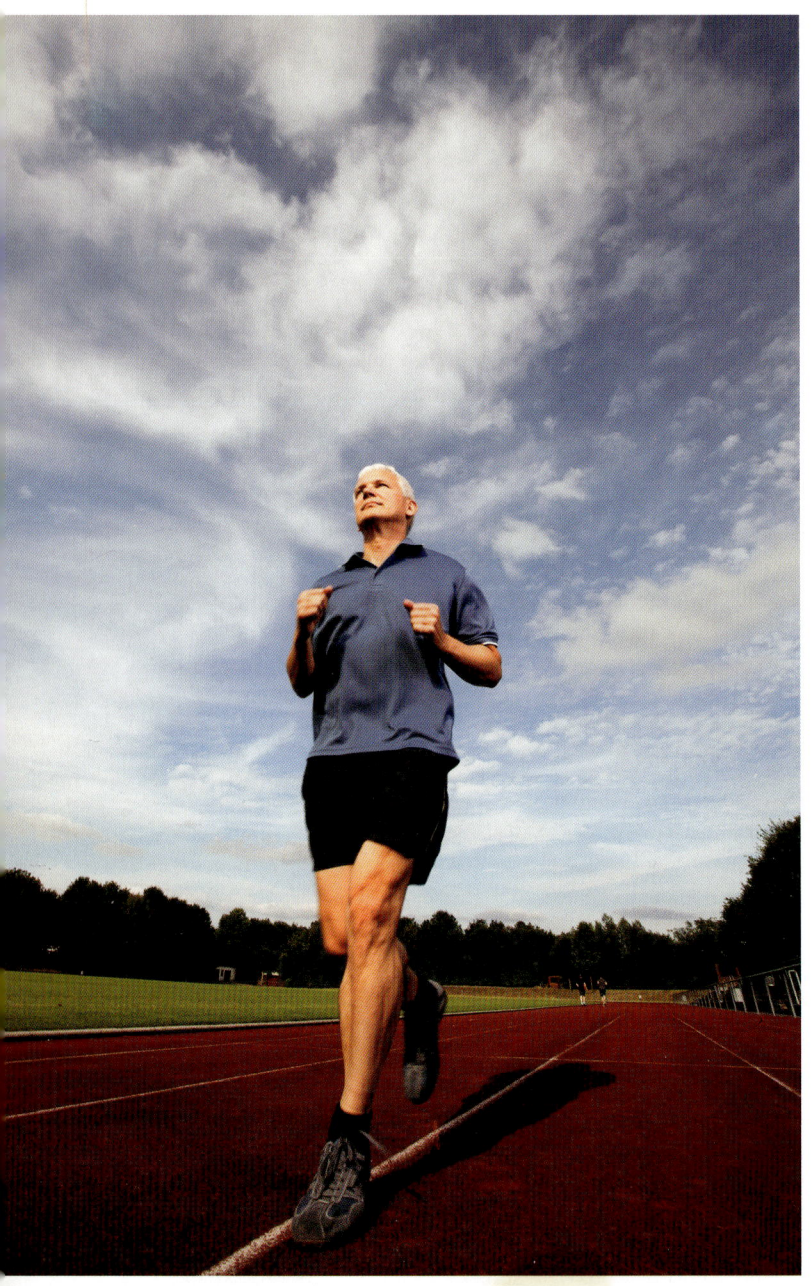

Abb. 28: Wer sich
Ziele setzt, moti-
viert sich selbst.
Foto: fotolia Bernd
Jürgens

mit „autogenem Training". Daneben gibt es viele andere Methoden, die das gleiche Ziel der geistigen Stabilisierung haben. Mit welcher Methode man letztlich arbeitet, ist jedem selbst überlassen. Nur eine bis zwei Methoden sollte man sich auswählen und diese dann auch konsequent anwenden. Es ist wie bei einem Marathonlauf. Das Wichtigste ist, dass wir ins Ziel kommen. Ob wir nun ganz schnell oder vielleicht bei den Letzten sind, ist zweitrangig. Wir dürfen nur nicht vorher aufgeben, wie es die meisten Menschen machen.

Die innere Stärke ist entscheidend und die hängt nicht von unseren Genen ab, sondern von unserem Charakter, den wir im Laufe unseres Lebens selbst geformt haben. Für unseren Charakter sind wir selbst verantwortlich und sonst niemand. Das wird leider viel zu häufig vergessen.

Der Geist ist dem Körper übergeordnet. Wenn wir eine klare geistige Haltung haben, dann sind wir in der Lage, unseren Körper richtig zu trainieren und auf Gesundheit auszurichten. Wir dürfen nur nicht bequem werden und Schwächen zulassen. Wer sich sagt, „Das schaffe ich nicht.", „Das ist zu schwer für mich.", „Dafür bin ich nicht geeignet.", oder gar „Das tu ich mir nicht an.", der hat natürlich schon früh aufgegeben und wird das Ziel „Gesundheit – ein ganzes Leben lang" nicht erreichen.

Einfache Hilfsmittel zur Behandlung leichter Krankheiten, damit möglichst schulmedizinische Therapien mit Nebenwirkungen vermieden werden können.

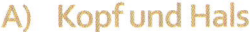

A) Kopf und Hals

1) Grippe und Kopfschmerzen

- Schwitzpackungen mit kalt-feuchten Tüchern am Oberkörper
- bei Fieber Wadenwickel mit kaltem Wasser oder ein kurzes Vollbad bei 25 bis 32°, danach schwitzen
- Olbas-Öl-Tropfen® oder Pfefferminzöl auf Stirn und Schläfen, bei Schnupfen auch in die Nase (brennt)
- 1 Tropfen Jod in 1 Glas Wasser, schluckweise trinken
- Ferrum phosphoricum D3, Aconit D4 oder Belladonna D4 je nach Beschwerdebild (homöopathische Hausapotheke)
- MMS (Mirable Minerals Solution, s. Internet, Vorschrift beachten, in niedriger Dosis völlig ungefährlich, aber bei Virusinfekt sehr wirksam), ein Tropfen auf ca. 15 kg Körpergewicht

2) Schnupfen und Sinusitis

- Olbas-Öl-Tropfen® in die Nase (brennt)
- Nasen-Spülung mit Salzwasser (am besten Meersalz)
- Homöopatisches Mittel, z. B. Sinusitis Hevert®
- Notakehl-D5-Tropfen® in die Nase (stdl.)
- Kamillen-Dampfbad
- Kolloidales Silber

3) Nasenbluten

- kalter Waschlappen auf Stirn und Nacken
- Clauden®, blutstillende Watte in Nasenloch schieben

4) Ohrenschmerzen (nicht lange warten,
   lieber früh Antibiotika geben)

- Notakehl-D5-Tropfen® einträufeln, dann ölgetränkte Watte in den Gehörgang
- eine Zwiebelscheibe auf das Ohr legen und festbinden
- Otovowen® einnehmen
- Otalgan® in das Ohr träufeln

5) Halsschmerzen

- Notakehl-D5-Tropfen®, am besten mit Spray-Vorrichtung (stdl.)
- Quarkwickel
- Tonsiotren®, 2 Tabletten in der Nacht im Mund zergehen lassen (hilft meist nur bei leichten Schmerzen)
- Dolo Dobendan® oder Neoangin® zur lokalen Schmerzlinderung
- Angiocin® als pflanzliches Antibiotikum
- gurgeln oder Spray mit kolloidalem Silber

6) Zahnschmerzen

- Rezept nach Hildegard von Bingen (1098-1180): ein Esslöffel Eisenkraut und 1 Esslöffel Wermut in 0,3 Liter Weißwein kurz aufkochen, durchseihen und mit viel Zucker möglichst warm trinken (sehr bitter)
- Salbei-Blätter zerdrückt oder getrocknet auf schmerzende Stelle auflegen
- Zahnschmerz bei Säuglingen: Veilchenwurzel oder getrocknete Brotrinden kauen lassen, Dynexan® auftragen oder Chamomilla D6 stdl. 2 Globuli

7) Aphthen

- mit Myrrhentinktur betupfen
- Dynexan® auftragen
- Mundspülung mit Hexoral®
- Notakehl-D5-Tropfen® im Mund behalten (stdl.)

8) Migräne

- Senfmehlfußbad: 2 Esslöffel Senfmehl (aus der Apotheke) in eine Wanne mit warmem Wasser tun; Fußbad, so lange wie möglich
- Druckschmerzhafte Punkte an der Schläfe, am Schädel, am Unterkieferknochen und anderen Stellen maximal 2 min lang drücken (Therapie nach Liebscher-Bracht)

9) Tinnitus und Schwindel

- sehr schwierig, evtl. hilft Therapie nach Liebscher-Bracht, Lymphdrainage, Vertigoheel®, Ginkgo-Präparate. Wichtig ist auch eine intensive Lymph- und Entschlackungsbehandlung

10) Heuschnupfen

- Uns hilft fast immer eine Injektionsserie mit 2 ml frischem Eigenurin zus. mit 1 ml Procain 2 Prozent intramuskulär, immer nur in der Heuschnupfenzeit, je nach Stärke des Heuschnupfens 1-bis 2-mal pro Woche oder auch täglich (meist ist nach 1 bis 2 Jahren der Heuschnupfen wesentlich besser oder verschwunden)
- Gencydo® 3 Prozent inhalieren, tgl. 1 Ampulle
- Heuschnupfentropfen, z. B. von DHU u. a.
- 1 Amp. Regasinum antiallergicum® plus 1 ml Lidocain 1x pro Woche intramuskulär
- Allergospasmin® Nasenspray zur vorübergehenden Besserung
- Häufig hilft das vollständige Meiden von Kuhmilch, gelegentlich sogar von sämtlichem tierischen Eiweiß

B) Unterer Hals und Brust

1) Heiserkeit

- Laryngsan®
- Salmiakpastillen (auch bei Husten)
- Emser Salz Pastillen®
- Isländisch Moos Pastillen
- Neoangin®-Lutschtabletten
- Halswickel mit Quark, Schweineschmalz o.ä.
- gurgeln mit Eigenurin (in dringenden Fällen)

2) Pseudokrupp

- Kind braucht viel frische, feuchte Luft. Deswegen Fenster auf, feuchte Tücher aufhängen
- Spongia D6, tgl. 1 Tbl. als Prophylaxe, stündl. 1 Tbl. bei Hustenanfall (auch in Strumeel forte® enthalten)
- Rectodelt-Zäpfchen® 10 mg (die heutigen Dosen mit 100 mg sind viel zu hoch, bei Bedarf ein zweites Zäpfchen à 10 mg geben)
- allgemeine Beruhigung

3) Husten

- wie unter Heiserkeit: Salmiakpastillen, Emser Salz Pastillen®, Isländ. Moos Pastillen
- Mixtura Solvens DRF (in Apotheke herstellen lassen)
- Thymiantropfen, Bisolvon®, ACC®
- Einreibung mit Olbas®, Eukalyptusöl, oder handelsüblichem Hustenbalsam
- Denosol-Erkältungsspray®
- Brustwickel mit handelsüblichem Hustenbalsam, Wolltuch auf die Haut auflegen, z. B. Schal
- Senfmehlauflage auf Brust oder Rücken. Senfmehl 1:1 mit Kartoffelmehl mischen, in halber Tasse warmem Wasser anrühren, Kü-

chenpapier oder Gaze auf Haut auflegen, warmen Brei auftragen. Liegen lassen, bis starker Brennreiz auftritt. Spätestens nach 20 min. abnehmen und Haut abwaschen.

4) Asthma

- Santa Flora®
- Sog. "heiße Sieben": Magnesium phosphoricum D6 (= Schüßler Salz Nr. 7), 10 Tbl. in heißem Wasser auflösen, schluckweise trinken
- Frischluft, feuchte Tücher wie bei Pseudokrupp
- Kur- oder Urlaubsaufenthalte am Meer (Aerosol-Wirkung)
- allgemeine Beruhigung
- Allergospasmin®-Spray
- Evtl. Rectodelt-Zäpfchen® zur akuten Überbrückung

5) Herzschmerzen

- Nitro-Kps zerbeißen oder Nitro-Spray benutzen
- Strodival-Kps® 2-3 zerbeißen, Öl im Mund behalten
- ansteigendes warmes Armbad nach Kneipp
- Galgant-Plv. oder Kps (Hildegard-Medizin)
- Magnesium phosph D6 (s. unter Asthma)
- Einreibung mit Olbas®, Retterspitz® äußerlich, Franzbranntwein, Alkohol
- ½ Glas Sekt trinken
- Cefangipect® Tropfen
- Bei länger dauernden Schmerzen Notarzt benachrichtigen

6) Brustentzündung, Mastitis

- Kühlen mit Eis, Alkohol, evtl. Retterspitz® äußerlich
- Quarkwickel oder Krautwickel
- Brust hochlegen durch engeren BH

- Traumeel® Tbl. oder Myristica semnifera D6 stündlich 1 Tbl.
- evtl. Blutegel anlegen an die Entzündung

C) Bauch

1) Bauchschmerzen

- Magnesium phosp. D6 (s. Asthma)
- Iberogast®, Spascupreel®
- evtl. Wärmflasche, aber nur bei Schmerz im Oberbauch. Bei Schmerz im Unterbauch viel zu gefährlich wg. Blinddarm-Entzündung
- Kamillentee in kleinen Schlucken
- Olisa, Einreibung von Olivenöl und Salz
- Paspertin®, MCP®
- Abdomilon®
- Allergietest auf Nahrungsmittel

2) Durchfall (ist oft Ausscheidung von Giftstoffen, also wichtig)

- Carbo Königsfeld® (Kaffeekohle), Heilerde (Luvos ultra®), Froximun® (Vulkangestein)
- Diarrheel®, Diarrhoesan®,
- Kartoffel- oder Mohrrübensuppe, passiert und 2 Std. gekocht
- getrocknete Heidelbeeren
- gelegentlich geriebener Apfel
- Loperamid®, Imodium akut®

3) Verstopfung, Obstipation

- Bifiteral® (über längere Zeit)
- Laxoberal® (akut)
- FX Passage Salz®, Bittersalz, Karlsbader Salz
- Olisa, Einreibung von Olivenöl und Salz
- Flohsamen, Flosa®, Mucofalk®
- Zäpfchen aus Kernseife

4) Sodbrennen (entsteht durch gestörten Säure-Basen-Haushalt)

- roher Kartoffelsaft, Suppe mit eingeriebener roher Kartoffel
- Bullrich Salz®, Bullrich vital®, Kaisernatron®
- Heilerde
- Zeolithpulver (pulverisiertes Vulkangestein)

5) Übelkeit (zu viel Toxinbildung im Darm)

- Vomex A®
- Vomitusheel®
- Okoubaka D2
- Froximun® Kps, 3x2 ca. 30 min. vor dem Essen auf leeren Magen
- Ingwer kauen
- Wermuttee oder Absinthium Ceres®, 3 Tropfen in heißem Wasser

6) Darmgeräusche (zu starke Gasbildung, Reizung der Darmmuskeln)

- Froximun® Kps, 3x2 ca. 30 min. vor dem Essen auf leeren Magen
- langsam essen, gut kauen
- Abdmilon®
- Kümmel kauen
- Olisa, Einreibung von Olivenöl und Salz
- sog. Darmsanierung mit optimalen Bakterienkulturen

7) Völlegefühl

- evtl. Mangel an Verdauungsenzymen, dann am besten Nortase®, Pankreon®, Kreon® oder ähnliche Präparate
- Sab®, Lefax®, Meteosan®
- Teemischung aus gleichen Teilen Kümmel, Fenchel, Anis
- Kümmel kauen
- Olisa, Einreibung mit Olivenöl und Salz

- Abdomilon®, Retterspitz® innerlich
- Allergietest auf Nahrungsmittel

8) Leberreinigung nach Andreas Moritz: „Die wundersame Leber- und Gallenblasenreingung", Voxverlag, ISBN 978-3-9812215-0-3
- Wichtig bei sehr vielen Beschwerden im Magen-Darm-Bereich, wirksam und frei von unangenehmen Nebenwirkungen

9) Hämorrhoiden (hängen mit einer Stauung der Leber zusammen)
- Posterisan®- Zäpfchen mit Mulleinlage
- lokal Penatencreme®
- Reibesitzbad nach Kuhne
- evtl. Blutegel

D) Knochen, Muskeln und Gelenke

1) Zerrungen, Prellungen
- Umschläge mit essigsaurer Tonerde, Retterspitz® äußerlich, Franzbranntwein, Arnikatinktur
- Arnica D4-D6, stdl. 5 Glob, 1 Tbl. oder 5 Trpf.
- Eisauflage, Eisspray
- vorsichtige Bewegung im warmen Wasser, z. B. Whirlpool

2) Hexenschuss, auch an der Halswirbelsäule, bei Verdacht auf Bandscheiben-Vorfall (bei Taubheitsgefühl) baldmöglichst Arzt aufsuchen
- warmes Rheumabad, evtl. tgl. 10 min. heiße Dusche auf Halswirbelsäule
- Einreibung mit Finalgon®
- Druckpunkt-Therapie nach Liebscher-Bracht

- Aushängen: auf eine schräge Tür legen, Beine oben befestigen
- Bauchbehandlung mit Olisa (s. Bauchschmerz)
- Rückeneinreibung mit Olisa (Olivenöl und Salz)
- Wärmflasche auf Bauch und Rücken
- Yoga, Chi Gong, Feldenkrais®
- ABC-Pflaster®

3) kalte Hände und Füße, Morbus Raynaud

- Senfmehlbad (s. Migräne) für Hände bzw. Füße
- Vitamin B3 (Nikotinamid) hilft manchmal
- Manchmal hilft autogenes Training bzw. Tiefenatmung nach Shioya (Nobou Shioya: Der Jungbrunnen des Dr. Shioya, Koha-Verlag, ISBN-13: 978-3-936862-91-1)

4) Ischias-Schmerzen: Behandlung wie bei Hexenschuss

- Wichtig ist auch die Bauchbehandlung mit Olisa im Unterbauch.
- Druckschmerzpunkte mit Holzkochlöffel intensiv bearbeiten

5) „Restless legs", unruhige Füße, auch Wadenkrämpfe

- Hier liegt meistens eine tiefgehende Störung im Säure-Basen-Haushalt vor.
- Kanne-Brottrunk® zur Verbesserung des Säure-Basen-Haushalts
- Basenpulver, z. B. von Dr. Jacobs®
- Einreibung mit Kupfersalbe rot® (Wala)
- Limptar®
- Schmerzdruckpunktbehandlung nach Liebscher-Bracht
- evtl. Magnesium oder Magnesium phosph. D6 nach Schüßler (s. bei Asthma)
- heiße Fußbäder (z. B. Schiele®-Fußbad) mit anschließender Fuß-reflexzonen-Behandlung
- regelmäßig Wandern, Bewegung, evtl. Kneipp'sche Güsse, Sauna

6) Fingerarthrose (Heberden), schwierig zu behandeln

- tgl. 15 min heißen Sand kneten (vom Baumarkt oder Baugeschäft, am besten in Kasserolle erwärmen), mindestens ein halbes Jahr konsequent durchhalten
- Acidum nitricum D6 und Acidum salicylicum D6, je 3 x tgl. 8 Trpf.

E) Haut

1) Juckreiz (hängt mit Leberschwäche zusammen, s. Leberreinigung)

- Einreibung mit Essigwasser oder essigsaurer Tonerde
- Froximun® oder Zeolith (Vulkangestein) als Pulver oder Kapseln
- ACC® 600, 1-2 Tbl. tgl., ist ein Hustenmittel, wirkt aber gut auf die Leber
- Urtika D30, 3 x tgl. 1 Tbl.
- Allergietest auf Nahrungsmittel

2) Insektenstiche

- Apis D30 2 x tgl. 1 Tbl. oder 5 Globuli
- lokal Eis oder essigsaure Tonerde
- lokal Froximun® oder Zeolith-Pulver
- Spitzwegerich zerdrücken und auflegen (nach Hildegard von Bingen)
- Rescuesalbe

3) Verbrennung

- sofort kaltes Wasser
- Rescuesalbe und Rescuetropfen (Notfalltropfen)

4) Einrisse, Fissuren, trockene Haut

- Neutrogena® Einreibung
- Penaten-Creme®
- Gelegentlich hilft Essen von Ananas

- Allergietest auf Nahrungsmittel
- ein Bad mit Zitronensaft: 1 Zitrone in ¼ Liter Wasser, 10-15 min. baden
- Dick mit Glycerin einreiben und Baumwollhandschuhe anziehen
- JuicePlus® Obst, Gemüse und Beeren verbessern signifikant die Hautdurchblutung, die Hautfeuchte und die Elastizität

5) Nesselsucht, akutes Ekzem
- ähnlich wie Juckreiz
- häufig Allergie auf Nahrungsmittel oder Medikamente, gelegentlich auf neue Kleidung
- Urtika D30, 4 x tgl. 1 Tbl. oder 5 Globuli

6) Intertrigo (Hautreiben): bakterielle Entzündung in Hautfalten, bes. unter den Brüsten, in den Leisten, im Genitalbereich
- Fissan Silberpuder®
- mit dem Föhn trocknen und Gaze zwischen die Hautfalten legen

7) Rosacea (Rotnase) hängt immer mit Gärung im Dünndarm zusammen, muss über Nahrungsumstellung, nicht mit Medikamenten behandelt werden

8) Akne vulgaris ist eine tiefliegende Toxinbelastung, vermutlich aus der Schwangerschaft
- Allergietest auf Nahrungsmittel
- Amalgamentfernung aus den Zähnen
- Schwermetallausleitung über Blut und Urin
- Dünndarmbehandlung
- Vitamin D hochdosiert, am besten durch Sonnen-Einstrahlung
- Salzwasserbäder, bes. mit Tomesa®-Salz (Totes Meer Salz)
- intestinale Autovakzine aus Darmbakterien (Fa. Symbiopharm, Herborn)

9) Kopfschuppen (meist eine Gesamtkörperstörung)

- 1 Pfund Brennnesseln in halbem Liter Wasser kochen, den Sud kräftig in Kopfhaut einreiben
- rohes verquirltes Eigelb in die Kopfhaut einmassieren, 15 min warten, dann auswaschen. Mindestens 1 Woche tgl. wiederholen

10) Unangenehmer Schweißgeruch (stammt von Bakterien)

- Verdünnung von EM (effektive Mikroorganismen) 1:100 einreiben
- schwach alkalische Seife, z. B. Olivenöl-Seife benutzen
- mit Aufguss von Rosmarin oder Thymian einreiben

11) Haarausfall

- Versuch wie unter E/9 Kopfschuppen. Es muss der Haarboden besser ernährt werden. Hauptsächlich die Körperübersäuerung ist schuld (s. auch bei Sodbrennen). Bei Frauen hat sich oft das biologische Nahrungsergänzungsmittel JuicePlus® (Extrakt aus Obst, Gemüse, dunklen Beeren) bewährt. Gegen genetischen Haarausfall bei Männern ist m.E. noch nichts Effektives gefunden worden.

F) Schlafstörungen

- Spaziergang am Abend
- abends wenig essen
- heißes Fußbad (z. B. mit Senfmehl, s. Migräne)
- Baldrian, Hopfen, Passionsblume u. a., z. B. in Neurapas balance® oder Phytonoctu®
- abends keine aufregende Arbeit oder Fernsehen
- Gelegentlich hilft eine viertel Tasse schwacher Kaffee
- Gelegentlich hilft heiße Milch mit Honig
- Sog. Phospholipide, die in Eigelb, Nüssen, Avocado, Soja enthalten sind

- Wenn nötig, halbe Tabl. Zopiclon 3,75 mg als Einschlafhilfe
- Gelegentlich hilft Melatonin 3-6 mg vor dem Schlafengehen (in Deutschland nicht erhältlich, über Holland bestellen)
- Schlafplatz auf elektrische Belastungen und Erdstrahlen untersuchen lassen

G) Verschiedenes

1) Bluthochdruck-Krise

- Notfalltropfen (Rescue)
- Senfmehlfußbad (s. Migräne)
- halbes Glas Sekt
- 30 min. Spaziergang

2) Wetterfühligkeit (der Stoffwechsel ist nicht in Ordnung)

- kaltes Duschen und Abhärtung
- Sauna
- Ausdauersport an der frischen Luft

3) Niedriger Blutdruck

- Kneipp´sche Güsse
- Sauna
- Ausdauersport
- Schlafstörungen beseitigen
- Effortil®
- Veratrum album D6

4) Gedächtnisstörungen

- Kalium jodatum Oplx®
- Veratrum album D6
- Ginkgo
- Phospholipide (s. Schlafstörungen)

- Singen
- Wandern

5) Durchblutungsstörungen

- s. kalte Hände und Füße (Abschnitt D/3)
- JuicePlus® Obst, Gemüse und Beeren verbessert die periphere und die Kopfdurchblutung
- Ginkgo

Der Autor

Dr. med. Jürgen Freiherr von Rosen

Seit mehr als 40 Jahren steht Dr. med. Jürgen von Rosen im Dienste der Gesundheit. Dr. von Rosen, 1938 geboren in Grocholin/ Posen, studierte Medizin in Münster, Lausanne und Berlin. Nach dem Staatsexamen durchlief er eine Ausbildung in verschiedenen Bereichen der Medizin, bevor er sich 1971 als praktischer Arzt niederließ.

Zehn Jahre später eröffnete er eine auf Naturheilkunde spezialisierte Fachklinik in Gersfeld/Rhön. Überzeugt von den Kräften der Natur behandelt Dr. von Rosen seither in der Schlosspark-Klinik vorwiegend Patienten mit Beschwerden wie Allergien, Rheuma, Magen- und Darmerkrankungen, Migräne und chronischer Müdigkeit. In vielen Fachartikeln und Büchern hat von Rosen seine positiven Erfahrungen mit der Naturheilkunde bereits geschildert. Er ist Initiator und Ausrichter der zweijährlich stattfindenden Gersfelder Gesundheitstage, die mehrere tausend Besucher aus Deutschland anziehen. Außerdem hat der verheiratete Vater von fünf erwachsenen Kindern die Gesellschaft zur Entwicklung und Förderung der Naturheilkunde e.V. ins Leben gerufen. In seiner Freizeit wandert von Rosen und nimmt an Marathons und Skilanglauf-Wettbewerben teil.

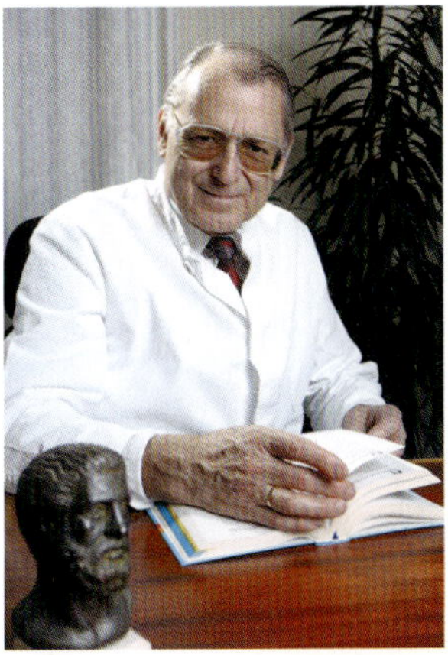

Abb. 29: Dr. med. Jürgen Freiherr von Rosen
Foto: Matthias Hoch

Die Schlosspark-Klinik in Gersfeld
Gesund werden – gesund bleiben!

Die *naturgemäße Ganzheitsmedizin* steht im Vordergrund der Schlosspark-Klinik. Die ganzheitliche Betrachtung des Menschen ist der Ausgangspunkt für die Diagnostik und Therapie. Aus Erfahrung wissen wir, dass neben den *äußeren Ursachen* auch *Belastungen im persönlichen Bereich, im Berufsleben und im sozialen Umfeld* eines Patienten wesentlich zu einer Erkrankung beitragen können.

Die Klinik bietet die von vielen Patienten gewollte *Synthese von sachkundiger Naturheilkunde und „sanfter" Schulmedizin*. Dabei lässt es sich in einer kleinen Klinik oft genauer und individueller arbeiten als in einer großen. Die Ärzte sind an jedem einzelnen Patienten interessiert und bauen persönliche Bindungen auf, die in das Therapiekonzept einfließen. So werden Wünsche und Bedürfnisse von Patienten mit medizinischem Sachverstand nahezu optimal koordiniert und in eine *nebenwirkungsfreie, sanfte Medizin* umgesetzt.

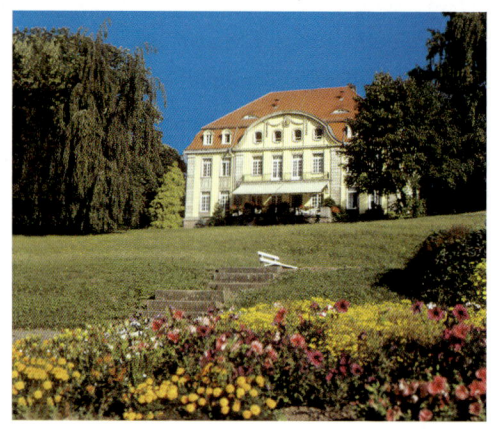

Abb. 30: Schlosspark-Klinik Gersfeld. Foto privat

Weitere Informationen unter **www.schloss-klinik.de**

Gesellschaft zur Entwicklung und Förderung der Naturheilkunde e.V.

Seit über 40 Jahren kämpft Dr. med. Jürgen Freiherr von Rosen persönlich mit hohem Engagement darum, der Naturheilkunde einen **höheren Stellenwert** in Gesellschaft, Politik und medizinischen Fachkreisen einzuräumen. In zahllosen Artikeln und Vorträgen, vielen Büchern und in seiner täglichen Arbeit leistet er **Aufklärungsarbeit** über die beeindruckenden Vorteile der Naturheilkunde im Dienste der Gesundheit. Er gründete die **Gesellschaft zur Entwicklung und Förderung der Naturheilkunde e.V.** im Jahre 2004. Dieser gemeinnützige Verein ist ein wertvolles Sprachrohr, um die **Glaubwürdigkeit und Akzeptanz** der Naturheilkunde zum Wohle der Patienten zu fördern und voranzubringen.

In Vorträgen, Seminaren und zahlreichen Veranstaltungen vermittelt Dr. von Rosen in den für Vereinsmitglieder kostenlosen Veranstaltungen wertvolle Anregungen zur Selbsthilfe bei Beschwerden sowie allgemein zur Prävention. Weitere Informationen unter www.schloss-klinik.de

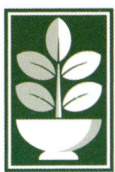

Gesellschaft zur
Entwicklung und Förderung
der Naturheilkunde e.V.

Quellennachweis

1) Taylor, Renèe: Die Gesundheitsgeheimnisse der Hunza, Bauerverlag, Freiburg i. Br. 1988

2) Bircher, Ralph: Hunza – das Volk, das keine Krankheit kannte, Bircher-Benner Verlag, Bad Homburg 1980

3) Schäfer, Hermann: Hunza, das Volk, das keine Krankheit kennt, Diederichs Verlag, 1978

4) Zimmermann, Ute: Im Tal der Hundertjährigen, http://www.tagesspiegel.de/weltspiegel/reise/ecuador-im-tal-der-hundertjaeh-rigen/1307650.html, 24.08.2008, Zugriff am 02.04.2012, 11:45 Uhr

5) Coler, Ricardo: Im Tal der Hundertjährigen, Verlag Rütten und Loenig, Berlin 2011

6) Benet, Sula: Abkhanasians. The long-living people of the Caucasus, Verlag Holt, Rinehart & Winston, New York 1974

7) Leaf, Alexander: Jugend bis ins hohe Alter, Leaf 1975

8) Häuptling Büffelkind: Langspeer erzählt sein Leben, Lamuv Verlag, 1992

9) Shioya, Nobuo: Der Jungbrunnen des Dr. Shioya, Koha-Verlag, 2010

10) Boyds, Doug: Rolling Thunder, Tricont Verlag, 1978

11) Lommel, Andreas: Fortschritt ins Nichts, Atlantis Verlag, 1969

12) Gatti, Attilio: Bapuka, Orell Füssli Verlag, 1963

13) Morgan, Marlo: Traumfänger, Goldmann Verlag, 1995

14) Broers, Dieter: (R)EVOLUTION 2012, Scorpio Verlag, München 2009

15) Kybalion (anonyme Autoren), Hirthammer Verlag, München 1990

16) von Rosen, Jürgen: Naturheilkunde für Jeden, Verlag Via Nova, 2010

17) "Die Welt" vom 8.12.2008: Fleisch macht Knochen weich

18) Wendt, Lothar: Eiweißspeicherkrankheiten, Haug Verlag, 1984

19) "Die Welt" vom 18.11.2011: Antibiotika in Masthähnchen

Weitere Bücher aus dem Verlag Via Nova:

Naturheilkunde für jeden
Ein Wegweiser für eine bessere Gesundheit
Dr. med. Jürgen Freiherr von Rosen

3. Auflage

Hardcover, 128 Seiten, ISBN 978-3-86616-166-5

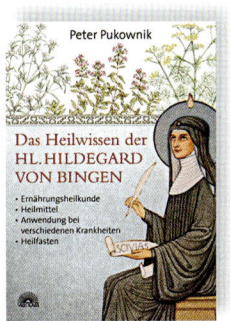

Ein praktischer und auch für den Laien gut verständlicher Leitfaden über die Vorteile und Anwendungsmöglichkeiten der Naturheilkunde mit vielen Tipps zur Gesundheitsvorsorge. Dem Thema Krebs ist ein eigenes Kapitel gewidmet. Im Register der häufigsten Krankheiten werden typische Symptome beschrieben und – soweit möglich – Empfehlungen für naturheilkundliche Therapien ausgesprochen. Das Buch zeigt auf, dass jeder ganz einfach Gesundheitsvorsorge betreiben kann - durch eine Lebensführung im Einklang mit der Natur. Ein aufschlussreicher Ratgeber für alle, die auf natürliche Weise gesund bleiben oder werden wollen!

Das Heilwissen der Hl. Hildegard von Bingen
Ernährungsheilkunde, Heilmittel, Anwendung
bei verschiedenen Krankheiten, Heilfasten
Peter Pukownik

Hardcover, 288 Seiten, ISBN 978-3-86616-205-1

Die Lehren der heiligen Hildegard von Bingen sind heute noch genauso aktuell wie vor 1000 Jahren. Dabei zählt die richtige Ernährung zu dem größten Heilmittel – und auch die Art und Weise, wie die Nahrung dem Körper zugeführt wird. Die Basis der Hildegard-Heilkunde besteht vor allem aus Dinkel, Fenchel und den Gewürzen Galgant, Quendel und Bertram. Zusammen mit der geistigen Einstellung zu sich selbst, seiner Umwelt und dem Weltenschöpfer sowie dem richtigen Maß – der Diskretio – kann Gesundheit erlangt und aufrechterhalten werden. Wichtig ist zudem die Reinigung von Körper und Geist, durch Heilfasten, Aderlass und Schröpfen, durch Meditation, Gebet und Entspannung.

Hand und Fuß – Quellen der Heilung
Eine völlig neuartige Reflexzonen-Massage
Friedrich Butzbach

5. Auflage

Paperback, 192 Seiten, 70 Grafiken und Zeichnungen, ISBN 978-3-86616-138-2

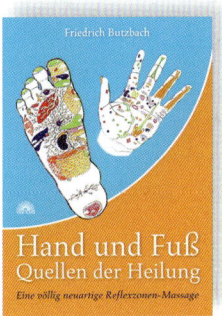

In einer über dreißigjährigen Praxis erwuchsen dem Autor neue Erkenntnisse der Fußreflexzonenmassage, besonders an den großen Zehen. Er fand hier über 40 Reflexpunkte der Hirnreflexe, über die schnellere und intensivere Reaktionen ablaufen. Dazu kommen noch rund 20 neu gefundene Reflexpunkte, die zum Beispiel den Augeninnendruck, Herpes und Gürtelrose, hohen Blutdruck, Herzbeschwerden, Asthma oder Zahnschmerzen sehr schnell und effektiv positiv beeinflussen. Die Massage eines von ihm gefundenen Reflexpunkts kann selbst sehr alte Schockerlebnisse aus dem Unterbewusstsein in das Bewusstsein bringen und die dadurch entstandenen Belastungen und Blockaden abbauen. Genaue Beschreibungen und viele Skizzen und Schaubilder machen nicht nur die Lokalisierung der Reflexpunkte und die Art der jeweils erforderlichen Massage klar, sondern sind vom Autor auch ausdrücklich als Möglichkeit zur Selbsthilfe für sich und vor allem zur Anwendung bei Kindern gedacht.

Heilung durch Energiemedizin
Verborgene Konflikte erkennen und heilen / Reimar Banis

Hardcover, 336 Seiten, 180 mehrfarbige Abbildungen, ISBN 978-3-86616-215-0

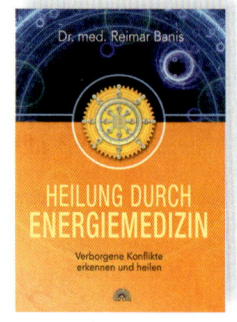

Große seelische Konflikte rauben Lebensenergie und beeinträchtigen erheblich unser Denken, Fühlen und Handeln. Der Autor, Heilpraktiker und Arzt mit Schwerpunkt Naturheilverfahren, zeigt in diesem Buch, auch an zahlreichen Fallbeispielen, wie mithilfe einer von ihm entwickelten alternativmedizinischen Methode, der Psychosomatischen Energetik (PSE), sowie homöopathischer Komplexmittel solche Konflikte, auch Traumata, erkannt und aufgelöst, Selbstheilungskräfte ausgelöst werden. Hier werden auch die Geschichte der Seelenforschung und ein neues Weltbild skizziert, das naturwissenschaftliche, schamanistische und tiefenpsychologische Erkenntnisse verbindet, die individuelle Seele als Erscheinungsmoment eines Reifeprozesses deutet.

Wohlfühlhormon Serotonin – Botenstoff des Glücks
Der körpereigene Aufbau durch native Ernährung
Rolf Ehlers

Hardcover, 288 Seiten, ISBN 978-3-86616-208-2

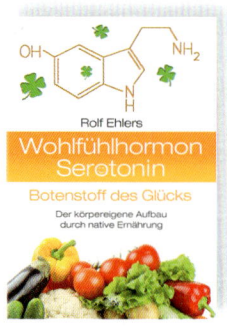

Immer mehr chronische Krankheiten breiten sich aus und belasten unser Leben. Rolf Ehlers zeigt den Zusammenhang mit unserer heutigen Ernährungs- und Lebensweise auf, die das unverzichtbare Schlüssel- und Wohlfühlhormon Serotonin bei seiner Entstehung und Wirkungsweise behindert. Es ist aber der zentrale Botenstoff, der in uns Menschen eine mental-hormonelle Balance, Gesundheit und damit Lebensglück bewirkt. Rolf Ehlers stellt in diesem Buch das Aminas-Prinzip vor, das er entdeckt und entwickelt hat, und begründet umfassend und überzeugend, dass mit dem Verzehr nativer Kost auf leeren Magen Serotonin zuverlässig auf natürliche Weise im Gehirn aufgebaut und im gesamten Körper sowie auch seelisch wirksam wird. Fachleute haben seine Erkenntnisse zu Recht als bedeutendste Entdeckung auf dem Gebiet der gesunden Ernährung in den vergangenen Jahren bezeichnet.

Ganzheitlich entgiften und entschlacken
Die 8-Kräuterkur für ein gesundes Leben
Bettina Lindner

Paperback, 144 Seiten, 30 mehrfarbige Fotos, ISBN 978-3-86616-219-8

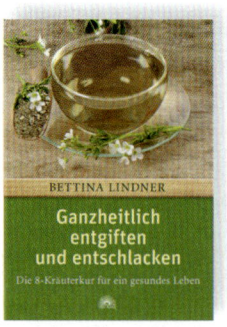

Die Kraft der Heilkräuter wird von vielen Menschen noch unterschätzt. Erstaunlich, denn Tausende haben in den letzten Jahrzehnten hervorragende Erfahrungen mit einem speziellen 8-Kräutertee gemacht. Sogar Schwerkranke verbessern ihren Zustand meist deutlich mit dem Rezept der Ojibwa-Indianer Kanadas, auf deren Wissen diese Kräutermischung beruht. Der Tee ist in der Lage, Krankheiten vorzubeugen oder zu heilen, weil er intensiv entsäuert, entgiftet, entschlackt. Dadurch wird auch das Immunsystem gestärkt. Dieses Buch macht Hoffnung, indem es traditionelles Gesundheitswissen in die heutige Zeit bringt. Es erklärt nicht nur die Entdeckung des Tees vor mehr als 80 Jahren, sondern auch, warum diese spezielle Zusammensetzung der Kräuter so wirkungsvoll ist. Besonders berührend sind die Erfahrungsberichte der Anwender, die aufzeigen, dass die tägliche Vitalität und geistige Frische durch Entgiftung extrem verbessert werden kann.

Heilung und Neugeburt
Aufbruch in eine neue Dimension des Lebens
Barbara Schenkbier / Karl W. ter Horst

Hardcover, 272 Seiten, 30 Fotos, 10 Grafiken, ISBN 978-3-936486-57-5

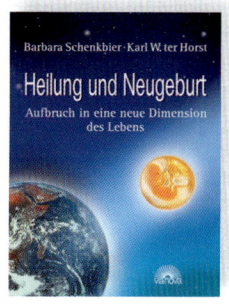

Immer mehr Menschen suchen Auswege aus Einsamkeit und Trauer, Isolation und Sinnkrise. Sie sehnen sich nach Wärme und Licht, einem Aufbruch ins Leben, dem erneute Enttäuschungen und Niederlagen erspart bleiben. Barbara Schenkbier und Karl W. ter Horst geben anregende Impulse für den Aufbruch in eine neue Dimension des Lebens, für die spirituelle Neugeburt des Menschen. Diese Impulse sind begleitet von wegweisenden Ratschlägen für die Heilung von Seele und Körper. Die Autoren schöpfen aus der spirituellen Erfahrung einer neuen Dimension der Heilung und der Geschichte ganzheitlicher Heilverfahren aus dem göttlichen Feld. Die spirituelle Heilung wird ausführlich dargestellt. Mit einer bisher unveröffentlichten evolutions-psychologischen Methode ermöglichen sie dem Leser überraschende Einblicke in die verschlungenen Verläufe seiner eigenen Entwicklung. Alles Mitmenschliche und Kraftspendende, das dabei ans Licht des Bewusstseins dringt, bewerten die Autoren als Quellen von Heilung und Glück.

Heilgebärden
Verbindung mit dem heilenden Feld durch Bewegung und Meditation – Vorwort von Chuck Spezzano
Barbara Schenkbier

Hardcover, 160 Seiten, 42 mehrfarbige Fotos, ISBN 978-3-86616-175-7

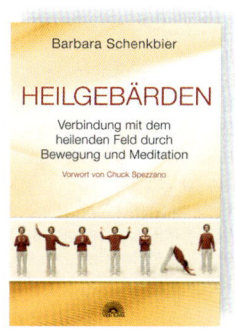

Die Heilgebärden sind im Rahmen der Ausbildung für spirituelle Heilung inspirativ von der Autorin Barbara Schenkbier empfangen und ausgestaltet worden. Sie sind für jeden leicht durchzuführen. Achtsame Gebärden und Haltungen öffnen für den Übenden für den Strom der Heilenergie aus dem heilenden Feld. Dynamische Bewegungen und Energiemassage aktivieren die Lebensenergie, so dass der Körper und die Feinstoffebenen durchströmt und geheilt werden. In der wachen Vergegenwärtigung der strömenden Heilkraft und in den Meditationen werden auch Geist und Seele angesprochen und wichtige spirituelle Grundhaltungen wie Achtsamkeit, Hingabe und Demut entfaltet.

Lebensquell Jin Shin Jyutsu
Ein Gesundheitsprogramm für mehr Wohlbefinden und Vitalität / Tina Stümpfig-Rüdisser

Paperback, 184 Seiten, 186 farbige Fotos, JSBN 978-3-86616-177-1

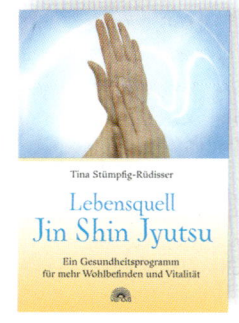

Mit diesem Buch haben Sie ein wunderbares Werkzeug, positiv und heilend auf Körper, Geist und Seele einzuwirken. Indem Sie Ihre Hände auf bestimmte Energiepunkte Ihres Körpers legen, stärken Sie Ihre Selbstheilungskräfte und fördern Ihre Gesundheit und Ihr Wohlbefinden in allen Lebensbereichen. Jin Shin Jyutsu bringt Harmonie in Körper, Geist und Seele zurück, fördert die Regeneration und Erneuerung der Zellen, verlangsamt den Alterungsprozess und erfüllt Sie mit neuer Kraft und Lebensenergie. Die Übungen sind mit vielen Fotos veranschaulicht, klar beschrieben und ohne Vorkenntnisse einfach auszuführen. Die Themen und Symptome sind übersichtlich alphabetisch geordnet.

Medizin die JEDEN angeht
Schulmedizin und alternative Heilverfahren als Partner
Dr. med. Richard Harslem

Paperback, 208 Seiten, ISBN 978-3-86616-204-4

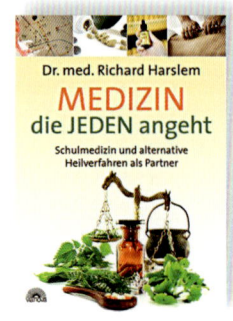

Auf der Grundlage neuester wissenschaftlicher Erkenntnisse der Physik, der Hirn- und Placeboforschung zeigt dieses Buch anhand einfacher Alltagsbeispiele den gemeinsamen Nenner aller Heilmethoden sowohl der Schulmedizin als auch alternativer Heilverfahren auf: Der Patient muss im Mittelpunkt stehen, eine optimale Kommunikation zwischen ihm und dem behandelnden Arzt/Heiler wird die beste Heilmethode finden. Dieses dargestellte „menschenwürdige" Medizinverständnis und die zahlreichen, praktisch umsetzbaren Informationen sind für alle, die mit dem Gesundheitswesen und der Gesundheitserziehung zu tun haben, von großer Bedeutung, interessant und lesenswert, aber auch für alle, die gesund werden wollen! So können die Heilungschancen der einzelnen Patienten erhöht werden. Die Erkenntnisse des Autors wollen einer besseren Volksgesundheit dienen und Kosten senken.

Heilung beginnt im Herzen
Die inneren Kräfte wecken,
um Körper und Seele zu heilen
Chuck Spezzano

2. Auflage

Hardcover, 240 Seiten, ISBN 978-3-86616-140-5

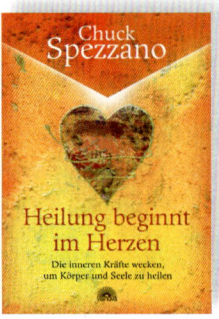

Das neue Buch des bekannten Lebenslehrers Dr. Chuck Spezzano gibt dem Leser grundlegende Prinzipien und Methoden an die Hand, um sich von allen Formen von Krankheit und Schmerz zu befreien. Es ergründet nicht nur die Wurzeln dessen, was Krankheiten und Schmerzen erzeugt, sondern zeigt darüber hinaus praktische Wege, wie man die dem eigenen Herzen und Geist innewohnende Kraft nutzen kann, um Krankheiten zu heilen und Schmerz aufzulösen.

Heilung von Schuldgefühlen
Das Geschenk des inneren Friedens wieder erfahren
Chuck Spezzano

Hardcover, 256 Seiten, ISBN 978-3-86616-197-9

Schuldgefühle – wer kennt sie nicht? Schuldgefühle bewirken, dass wir uns herabsetzen und uns für das bestrafen, was wir getan zu haben glauben. Chuck Spezzano nähert sich diesem Thema mit der ihm eigenen Mischung aus Humor und Tiefgründigkeit. Er zeigt in seinem wachrüttelnden Buch nicht nur, wie es gelingen kann, die oftmals tief im Unterbewusstsein verborgenen Ursachen unserer Schuldgefühle aufzudecken, sondern stellt auch Wege vor, wie sie geheilt werden können. Seine Prinzipien werden anhand von Übungen und Fallbeispielen aus seiner langjährigen Praxis als Therapeut veranschaulicht. Die wichtigste Botschaft des Buches lautet, dass in seinem innersten und unveränderlichen Wesenskern jeder Mensch unschuldig ist.